职 业 技 能 等 级 水 平 评 价 培 训 教 材

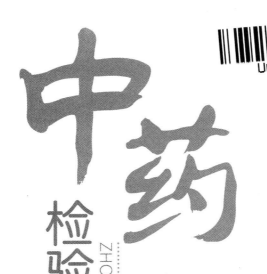

中药

检验工（中级）

ZHONGYAO JIANYANGONG

编审委员会

主　任　周春艳

副主任　崔京建

委　员　刘良俊　于东鹏　赵　颖　丁文花　张金刚

　　　　尚建民　李松涛　李淑霞

本书编审人员

主　编　马丽虹

副主编　张开臣　杨佃志　张晓林　宋　莹

编　者　（按姓氏笔画排序）

　　　　车　勇　孔　瑛　孙希芳　李　丹　赵京芬

　　　　栾晓妹　魏山山

主　审　曹　红

审　稿　尚建民

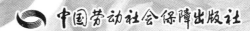 中国劳动社会保障出版社

图书在版编目（CIP）数据

中药检验工：中级/人力资源社会保障部教材办公室组织编写.--北京：中国劳动社会保障出版社，2021

职业技能等级水平评价培训教材

ISBN 978-7-5167-4150-4

Ⅰ.①中… Ⅱ.①人… Ⅲ.①中药鉴定学-技术培训-教材 Ⅳ.①R282.5

中国版本图书馆 CIP 数据核字（2021）第 026957 号

中国劳动社会保障出版社出版发行

（北京市惠新东街 1 号 邮政编码：100029）

*

北京市艺辉印刷有限公司印刷装订 新华书店经销

787 毫米×1092 毫米 16 开本 13 印张 248 千字

2021 年 3 月第 1 版 2021 年 3 月第 1 次印刷

定价：35.00 元

读者服务部电话：（010）64929211/84209101/64921644

营销中心电话：（010）64962347

出版社网址：http://www.class.com.cn

内 容 简 介

　　本教材由人力资源社会保障部教材办公室组织编写。教材紧紧围绕"以企业需求为导向，以职业能力为核心"的编写理念，力求突出职业技能培训特色，满足职业技能培训的需要。

　　本教材详细介绍了中级中药检验工要求掌握的最新实用知识和技术。全书分为7个模块单元，主要内容包括中药质量检验基本知识、检验准备、中药鉴别、中药检查、微生物检查、含量测定、综合实训。有操作要求的单元后附有实训内容。除综合实训外，每一单元后附有单元测试题及答案，全书附有综合测试题，供读者参考，以使读者检验学习效果。

　　本教材是中级中药检验工职业技能培训用书，可供相关人员参加在职培训、岗位培训使用，也可供中、高等职业院校相关专业师生参考。

前　　言

　　为提高从业人员的职业素养和技能水平，提高职业培训的针对性和有效性，人力资源社会保障部教材办公室组织有关专家、专业技术人员和职业培训教学管理人员、教师，依据国家职业标准和企业岗位要求，编制本教材。

　　教材具有以下主要特点：

　　在编写原则上，突出以职业能力为核心。教材编写贯穿"以职业标准为依据，以企业需求为导向，以职业能力为核心"的理念，依据国家职业标准，结合企业实际，反映岗位需求，突出新知识、新技术、新工艺、新方法，注重职业能力培养。凡是职业岗位工作中要求掌握的知识和技能，均作详细介绍。

　　在使用功能上，注重服务于培训。根据职业发展的实际情况和培训需求，教材力求体现职业培训的规律，满足企业对本职业从业人员的需求。

　　在编写模式上，采用分级模块化编写。纵向上，教材按照等级单独成册，各等级合理衔接、步步提升，为技能人才培养搭建科学的阶梯型培训架构。横向上，教材按照职业功能分模块展开，安排足量、适用的内容，贴近生产实际，贴近培训对象需要，贴近市场需求。

　　在内容安排上，增强教材的可读性。为便于培训单位在有限的时间内把最重要的知识和技能传授给培训对象，同时也便于培训对象迅速抓住重点，提高学习效率，在教材中精心设置了"培训目标"等栏目，以提示应该达到的目标，需要掌握的重点、难点和有关的扩展知识。

　　本书在编写过程中得到山东省人力资源和社会保障厅、山东药品食品职业学院、山东医药技师学院等单位的大力支持和热情帮助，在此一并致以诚挚的谢意。

　　编写教材有相当的难度，是一项探索性工作。由于时间仓促，不足之处在所难免，恳切希望各使用单位和个人对教材提出宝贵意见，以便修订时加以完善。

人力资源社会保障部教材办公室

目 录

CONTENTS

第1单元

中药质量检验基本知识

第一节　天平的使用

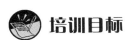 **培训目标**

➤ 掌握台式天平的使用方法，掌握分析天平的分类。

➤ 能根据工作要求正确选择天平，能使用天平准确称量样品。

一、台式电子天平

台式电子天平是最新一代的天平，根据电磁力平衡原理直接称量，整个称量过程不需砝码。放上称量物后，几秒钟内即达到平衡，显示读数，称量速度快，精度高。台式电子天平的支承点使用弹性簧片取代机械天平的玛瑙刀口，用差动变压器取代升降枢装置，用数字显示代替指针刻度式。因而，台式电子天平具有使用寿命长、性能稳定、操作简便和灵敏度高的特点。此外，台式电子天平还具有自动校正、自动去皮、超载指示、故障报警，以及质量电信号输出功能，且可与打印机、计算机联用，进一步扩展其功能，如统计称量的最大值、最小值、平均值、标准偏差等，具有机械天平无法比拟的优点。

台式电子天平有两个重要技术指标：称量和感量。称量表示最大测量值，感量为指针从平衡位置偏转到标尺 1 分度所需的最大质量。感量与灵敏度成反比，感量越小，灵敏度越高。

常用的台式电子天平的感量有以下几类：0.1 mg、0.01 mg、0.001 mg。台式电子天平用于比较精密的检验工作，如药品的含量测定、对照品的称量、滴定液的标化、微量水分的测定等。

1. 台式电子天平的称量方法

台式电子天平常用的称量方法有直接称量法、增量法和减量法。

（1）直接称量法。此法是将称量物放在称量盘上，直接称量物体的质量。例如，称量小烧杯的质量、容量器皿校正中称量某容量瓶的质量、质量分析实验中称量某坩埚的质量等，都使用这种称量法。

（2）增量法。此法用于称量某一固定质量的试剂（如基准物质）或试样。这种称量操作适于称量不易吸潮、在空气中能稳定存在的粉末状或小颗粒（最小颗粒应小于 0.1 mg，以便调节其质量）样品。

1）使用台式电子天平，打开天平后显示"0.000 0 g"时，在称量盘上放入称量瓶或称量纸，进行称量，然后轻按 RE ZERO 键，显示消隐，随即显示"0.000 0 g"，称量纸/瓶质量已去除，即设置为去皮重。

2）用试剂勺轻轻将试剂置于称量纸中，称取所需要的量。试剂不可掉在容器或称量纸外。关天平门，轻按 RE ZERO 键，显示消隐，随即显示"0.000 0 g"。

3）开启天平门，将试剂转移至接收容器中，再将称量纸放于称量盘上，关天平门，记录读数 W，该数值为负值，则称量的试剂质量为 $-W$。

4）移去称量容器或称量纸，轻按 OFF 键，显示器熄灭，清扫电子天平。

（3）减量法。此法用于称量一定质量范围内的试样或试剂。在称量过程中试样易吸水、易氧化或易与 CO_2 等发生反应时，可选择此法。由于称取的试样质量由两次称量之差求得，故也称差减法。

1）从干燥器中用纸带（或纸片）夹住称量瓶后取出称量瓶（注意：不要让手指直接触及称量瓶和瓶盖），用纸片夹住称量瓶盖柄，打开瓶盖，用牛角匙加入适量试样（一般为称一份试样量的整数倍），盖上瓶盖。称出称量瓶加试样后的准确质量。

2）从天平中取出称量瓶，在接收容器的上方倾斜瓶身，用称量瓶盖轻敲瓶口上部使试样慢慢落入容器中，瓶盖始终不要离开接收容器上方。当倾出的试样接近所需量（可从体积上估计或试重得知）时，一边继续用瓶盖轻敲瓶口，一边逐渐将瓶身竖直，使黏附在瓶口上的试样落回称量瓶，然后盖好瓶盖，准确称其质量。

3）两次质量之差即为试样的质量。按上述方法连续递减，可称量多份试样。有时一次很难得到合乎质量范围要求的试样，可重复上述称量操作 1~2 次。

2. 使用台式电子天平的注意事项

（1）台式电子天平是精密仪器，需安装在专门的天平室内使用。天平室应远离震源、热源，并与产生腐蚀性气体的环境隔离。室内应清洁无尘，备有温度计和湿度计。室内温度以 10～30 ℃为宜，且应相对稳定。室内应保持干燥，相对湿度一般不要大于 70%。

（2）台式电子天平必须安放在牢固的水泥台上，有条件时台面可铺橡皮布防滑、减振。天平应避免阳光直射，室内应悬挂窗帘挡光，以免天平两侧受热不均、横梁发生形变或使天平箱内产生温差，形成气流，从而影响称量。感量为 0.001 mg 的天平应单独放置。

（3）不得在天平室里存放或转移挥发性、腐蚀性的试剂（如浓酸、强碱、氨、溴、碘、苯酚及其他有机试剂等）。如欲称量这些试剂，宜用玻璃密封容器进行称量。

（4）称量是一项非常细致的工作，天平室里应保持肃静，不得喧哗。与称量无关的物品不要带入天平室。

（5）不得带潮湿的器皿进入天平室。需要称取水溶液时，应将其盛入密封性好的容器（如细颈比重瓶、称量滴定管等）进行称量，且应尽量缩短称量时间。

（6）根据称取物质的质量和称量精度的要求，选择适宜精度的天平。取样量大于 100 mg，宜选用感量为 0.1 mg 的天平；取样量为 10～100 mg，宜选用感量为 0.01 mg 的天平；取样量小于 10 mg，宜选用感量为 0.001 mg 的天平。

（7）如天平处于正常可用状态，必要时可用软毛刷将称量盘上的灰尘轻刷干净。

（8）称量前应先调好零点。称量时应根据称量需要选用大小适宜的称量瓶或称量管。

二、电子分析天平

1. 电子分析天平的分类

电子分析天平应用现代电子控制技术进行称量，无论采用何种控制方式和电路结构，其称量依据都是电磁力平衡原理。其特点是称量准确可靠，显示快速清晰并且具有自动检测系统、简便的自动校准和超载保护等装置。天平在使用过程中会受到温度、气流、振动、电磁干扰等因素影响，因此要尽量避免或减少在这些环境下使用天平。

目前，电子分析天平种类很多，分类方法也不统一，下面按照传感器的种类和精度进行分类。

（1）按传感器的种类分类

1）电磁平衡。顾名思义，电磁平衡式电子天平就是利用电磁力平衡原理制成的电子天平。其结构复杂但精度很高，精度可达二百万分之一，甚至更高。目前国际上高精度天平普遍采用这种形式。

2）电感式。电感式电子天平是利用差动变压器原理制成的天平，其结构简单，精度和成本较低，它是目前广泛应用在精度要求不高的行业里的一种天平。

3）电阻应变式。电阻应变式电子天平是应用电阻应变式原理制造的天平，精度可达万分之一，称量范围较大，从几千克至几十吨，适合大称量设备，如汽车衡、电子皮带秤等。

4）电容式。电容式电子天平是利用电容原理制造的天平，其构造简单，精度较低，应用于精度要求一般的行业中。

（2）按精度分类

1）超微量天平。超微量天平的最大称量是 $2 \sim 5$ g，其标尺分度值小于最大称量的 10^{-6}，如梅特勒的 UMT2 型电子天平就属于超微量天平。

目前，精度最高的超微量天平是德国赛多利斯工厂制造的精度一亿分之一克的天平，此纪录已载入《吉尼斯世界纪录大全》。

2）微量天平。微量天平的最大称量一般为 $3 \sim 50$ g，其分度值小于最大称量的 10^{-5}，如梅特勒的 AT21 型电子天平和赛多利斯的 S4 型电子天平均属于微量天平。

3）半微量天平。半微量天平的最大称量一般为 $20 \sim 100$ g，其分度值小于最大称量的 10^{-5}，如梅特勒的 AE50 型电子天平和赛多利斯的 M25D 型电子天平均属于此类。但是这种分类不是很严格，主要看用户需要什么精度和称量的天平。

4）常量天平。常量天平的最大称量一般为 $100 \sim 200$ g，其分度值小于最大称量的 10^{-5}，如梅特勒的 AE200 型电子天平和赛多利斯的 A120S、A200S 型电子天平均属于常量天平。

5）分析天平。分析天平，是常量天平、半微量天平、微量天平和超微量天平的总称。

6）精密电子天平。精密电子天平是准确度级别为 8 级的电子天平的统称。

2．电子分析天平的检查和校正

选择好适宜的天平后，在使用天平前应检查该天平的使用登记记录，了解天平前一次使用情况以及天平是否处于正常可用状态。

（1）天平自检。一般电子天平设有自检功能，应按使用说明书进行。如梅特勒 AE163 型电子天平，在分度值 0.1 mg、最大称量 160 g 挡下进行自检时，天平显示"CAL…"，稍待片刻，闪显"100"。此时应将天平自身配备的 100 g 标准砝码轻推置入，天平即开始自校，片刻后显示"100.000 0"，继后闪显"0"。此时应将 100 g 标准砝码拉回，片刻后天平显示"0.000 0"。天平自检完毕即可称量。

（2）如检查发现水准器内的水准泡未位于液腔的中心位置，则应予以校正，使天平处于水平状态。调好之后，应尽量不要搬动天平，否则水准泡可能发生偏移，又需重调。天平一般有 2 个调平底座，一般位于后面，也有位于前面的。旋转这两个调平底座，就可以调整天平水平。

初学者可以这样调节：先手动倾斜天平，使水准泡达到液腔左右方向的中间，然后看调平底座，哪一个高了，或者低了，调整其中一个调平底座的高矮，就可以使水准泡移动到液腔左右方向的中间。然后，同时旋转两个调平底座，注意两手幅度必须一致，都须顺时针或逆时针旋转，让水准泡在液腔左右方向的中间线前后移动，最终使其移动到液腔中央。两个调平底座同时顺时针或逆时针旋转，则天平倾斜度不变，这样水准泡就不会脱离液腔左右方向的中间线，只要旋转方向没有问题，水准泡肯定可以到达液腔中央。

三、应用实例

1. 梅特勒电子天平（见图 1-1）

（1）使用操作规程

1）开机

①检查天平是否处于水平位置（即水准泡处于中心位置），若没有水平，则调节天平底部的调平底座至水平位置。

②接通电源，按"O/T"键，当天平显示"0.000 0 g"时，预热 60 min，即进入称量状态。（注：为确保称量的准确度，应先开机预热 60 min，再进行称量。）

2）天平的校准

①在开机状态下，清除天平称量盘上的被称量物，按"O/T"键去皮，等待天平显示器显示稳定。

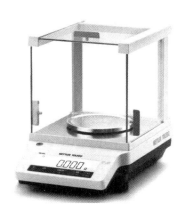

图 1-1　梅特勒电子天平

②准备好校准用的砝码，让称量盘保持清空状态。按住"CAL"键，直至出现"CAL…"字样后松开该键（所需的校准砝码值会在显示屏上闪烁）。

③放置校准砝码（放置于称盘的中心位置），天平会自动进行校准。

④当闪烁显示"0.000 0 g"时，移去砝码，当显示屏上短时间出现（闪现）信息"CAL done"，紧接着又显示"0.000 0 g"时，天平的校准过程结束。天平再次回到称量工作方式，等待称量。

⑤将一标称值为 100 g 的砝码放在该仪器上称量，偏差应不大于 0.000 5 g。核查应符合上述标准，否则应该停止检验，查明原因，重新核查。每次开机时都应进行校准。

3）称量。打开玻璃密封门，将待测物放在称量盘中心位置，关上密封门，待示值稳定，状态探测符"O"消失，读取称量结果，记录下数值。再将被测物取出，关紧密封门。如称量过程中需要去皮，按"O/T"按钮，此时显示"0.000 0 g"。

4）关机。称量完毕，确定称量盘上清洁无物后，按住"NO/OFF"按钮至关机（即屏幕上无显示）。

（2）维护及注意事项

1）当天平移动后，开机前必须调整调平底座，使天平处于水平状态，且不能马上开机，天平需要在新环境中达到平衡。

2）天平应该放置在无振动气流、无热辐射和不含腐蚀性气体的环境中。

3）天平称量室内应放置变色硅胶，硅胶变色后应立即更换。

4）不允许连续校准天平。

5）在任何条件下都不能向称量盘吹气，只能用软毛刷清扫称量盘。

6）用软毛刷轻扫称量盘周围的烟末和灰尘。

7）及时用酒精棉球和干棉球擦拭滴落在称量盘上的液体物质。

8）填写"仪器设备维护保养记录""仪器设备期间核准记录"和"仪器设备使用记录"。

2．沈阳龙腾电子天平

（1）ESJ 系列内校程序

1）将天平调至水平状态。

2）天平预热 40 min。

3）使天平空载并稳定地显示零位。

4）按天平的"CAL"键，天平显示"CAL IN"，等待几秒，天平显示"CAL…"，稍后天平显示"CAL DN"。

5）此时应轻缓地使天平内部校准砝码接触天平的称量系统。

6）天平显示"CAL…"，稍后天平显示"CAL UP"。

7）此时应轻缓地使天平内部校准砝码脱离天平的称量系统。

8）稍后天平显示"CAL…"，然后天平显示"CAL END"，最后天平显示零位，表明天平完成一次内部校准。

注：如果校正过程中显示"CAL NO"，说明校准有错误或环境有问题，应排除故障，关机后重新开机进行校准。

沈阳龙腾 ESJ 系列电子天平如图 1-2 所示，ESJ-A 系列电子天平如图 1-3 所示。

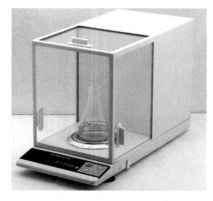

图 1-2　沈阳龙腾 ESJ 系列电子天平

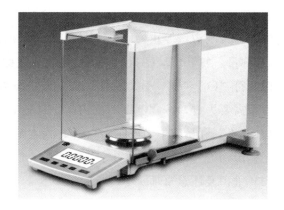

图 1-3　沈阳龙腾 ESJ-A 系列电子天平

（2）JD 系列外校程序

1）将天平调至水平状态。

2）天平预热 40 min。

3）清洁称量盘，使天平空载并稳定地显示零位。

4）按住天平的"CAL"键，同时迅速按打印键，显示校准砝码的质量值（用"MODE"和"PRINT"键可以调整、校准砝码值）。

5）天平显示"CAL O"。

6）稍后天平显示"CAL F"。

7）在天平称量盘上加放已显示质量值的标准砝码，按"TARE"键或"RE-ZERO"键。

8）天平显示"CAL END"时取下砝码。

9）稍后天平显示零位，校准结束。

沈阳龙腾 JD 系列电子天平如图 1-4 所示。

3. 赛多利斯电子天平（见图 1-5）

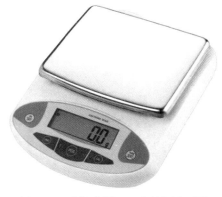

图 1-4　沈阳龙腾 JD 系列电子天平

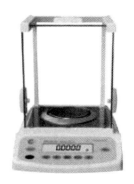

图 1-5　赛多利斯电子天平

（1）内校程序

1）将天平调至水平状态。

2）天平预热 40 min。

3）使天平空载并稳定地显示零位。

4）轻按天平显示屏旁的"CAL"键。

5）等待几秒后天平显示"C"字样，说明天平进入校准程序。

6）稍后天平显示"CC"字样，同时发出音响信号，说明天平通过内部装置的标准砝码完成了内部校准。

7）等待几秒至天平显示零位，校准结束，天平进入待用状态。

（2）外校程序

1）将天平调至水平状态。

2）天平预热 40 min。

3）使天平空载并稳定地显示零位。

4）按住天平去皮键（TARE）至显示器显示校准砝码的量值。

5）将一个与显示值相同的外部校准砝码放在称量盘上，显示器上的校准砝码值会随即消失。

6）稍后校正砝码量值与"g"符号同时显示在显示器上，并伴有音响信号，此时校准结束。

7）取下称量盘上的砝码，等待几秒后天平显示零位，恢复备用状态。

4. 常熟电子天平（见图1-6）

（1）内校程序

1）将天平调至水平状态。

2）天平预热 40 min。

3）使天平空载并稳定地显示零位。

4）将电子天平右侧下部的开关旋至"CAL"挡。

5）等待几秒后天平显示"C"字样和占用符"O"，如果显示"CE"，须将开关旋至"ON"挡，重新开始校正。

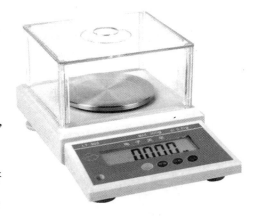

图1-6 常熟电子天平

6）稍后天平显示"CC"字样，同时发出音响信号，说明天平通过内部装置的标准砝码完成了内部校准。

7）将天平开关由"CAL"挡拨回到"ON"挡，天平显示零位处于备用状态。

（2）外校程序

1）取下天平右侧下部的外部校准孔上的黑色防护帽。

2）将天平调至水平状态。

3）天平预热 40 min。

4）天平稳定地显示零位时，按外部校准钮。

5）等待几秒后天平显示"C"字样和占用符"O"，如果显示"CE"，须重新进行外校。

6）将一个 100 g 标准砝码放在称量盘中央。

7）等待几秒后天平显示"100.000 0 g"，并伴有音响信号，此时校准结束。

8）取下称量盘上的砝码，等待几秒后天平显示零位，将外部校准孔上的黑色防护帽重新安好，天平处于待用状态。

5. 上海 FA 系列电子天平（见图 1-7）

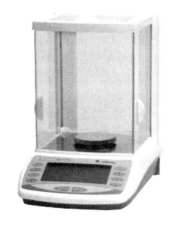

图 1-7　上海 FA 系列电子天平

（1）内校程序

1）将天平调至水平状态。

2）天平预热 40 min。

3）使天平空载并稳定地显示零位。

4）按动天平的"CAL"键。

5）天平显示"CAL 100"且字符"100"不断闪动。（也可能不是"100"，视显示值而定。）

6）放一个与显示值相同的校准砝码。

7）等待几秒后天平显示水平线段符号。

8）稍后天平显示零位，表示校准完成。

9）取下砝码，使天平处于备用状态。

（2）外校程序

1）将天平调至水平状态。

2）天平预热 40 min。

3）使天平空载并稳定地显示零位。

4）按天平控制键，直至显示器显示"CAL"，然后松开控制键。

5）等待几秒后天平显示"200"，且字符"200"不停闪动。（也可能不是 200，视显示值而定。）

6）放一个与显示值相同的校准砝码。

7）等待几秒后天平显示水平线段符号。

8）稍后天平显示"200.000 0"。

9）取下 200 g 校正砝码。

10）天平显示零位，校准完毕。

6. 美国丹佛电子天平（见图 1-8）

美国丹佛电子天平的内校程序如下。

（1）将天平调至水平状态。

（2）天平预热 60 min。

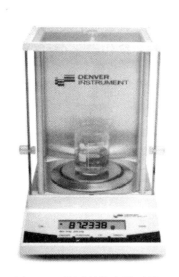

图 1-8　美国丹佛电子天平

（3）使天平空载并稳定地显示零位。

（4）按天平的"CAL"键。

（5）天平显示"CAL 1"，表示天平正在进行零位校正，同时显示器右上角显示校正符号"C"。

（6）稍后天平显示"CAL 2"，表示天平的第一个校准砝码（半量程）正在进行半量程校正，天平显示半量程校准指示值，此时右上角依然显示校正符号"C"。

（7）稍后天平显示"CAL 3"，表示天平正在进行全量程校正，天平显示全量程校准指示值，此时右上角依然显示校正符号"C"。

（8）稍后天平显示"CAL 4"，表示天平重新校正零位，显示器没有任何质量指示。

（9）等待数秒后天平显示零位，校准符号"C"消失，天平校准完毕。

注：天平在校正后，不但可以修正地球引力和温度变化给天平精度带来的误差，而且对天平的线性误差进行了修正。如果室内温度变化为±1.5 ℃，天平显示请求校正符号"C"，并不断闪动，这时按天平"CAL"键，重新对天平进行校正，若无人操作，天平会进行自动校正，以保证天平精度及线性误差的准确可靠。

7. 奥豪斯天平（见图 1-9）

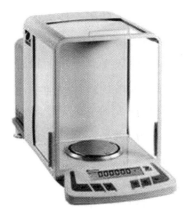

奥豪斯天平可以使用满量程校准和线性校准两种方式进行校准。

（1）满量程校准

1）将天平调至水平状态。

2）天平预热 40 min。

3）使天平空载并稳定地显示零位。

4）按住天平的"O/T"键不放，直到出现"CAL"字样。

图 1-9　奥豪斯天平

5）放开"O/T"键，天平显示"- C -"且闪动，紧接着显示需要放置的校准砝码值。（当"- C -"闪现时不得打断天平校准。）

6）在称量盘上放置与显示值相同的砝码。

7）按天平的"O/T"键，"- C -"闪现后显示需要放置校准砝码的质量值。

8）移去校准砝码，显示零位，天平恢复校准状态。

（2）线性校准

1）将天平调至水平状态。

2）关机，按住天平的"O/T"键不放，直到出现"MENU"字样。松开后显示"UNITS"字样，按"Mode Off"键，显示"Lin"字样。

3）按"O/T"键，显示"‐C‐"，稍后显示需要放置校准砝码的质量值。

4）将所需砝码置于称量盘上，快速按一下"O/T"键，显示"‐C‐"，稍后显示"Lin-ERr"。

5）将所需砝码置于称量盘上，快速按一下"O/T"键，显示"‐C‐"。

6）当天平显示称量盘上的砝码值并显示稳定时，天平校准完毕，回到称量状态。

7）移去校准砝码，显示零位。

第二节　仪器设备管理

 培训目标

➤ 熟悉 pH 计、熔点仪、融变时限仪、不溶性微粒检测仪、显微镜和紫外‐可见分光光度计的结构和原理。

➤ 能进行精密天平的校正。

➤ 能进行 pH 计、熔点仪的日常维护保养和校正。

➤ 能进行融变时限仪、不溶性微粒检测仪的日常维护保养。

➤ 能进行显微镜的日常维护保养。

➤ 能进行紫外分光光度计的日常维护保养。

一、pH 计

测量溶液 pH 值的仪器称 pH 计（又称酸度计），是根据 pH 的实用定义设计而成的。pH 计是一种高阻抗的电子管或晶体管式的直流毫伏计，既可用于测量溶液的酸度，又可以用作毫伏计测量电池电动势。pH 计如图 1-10 所示。

1. 测定原理

测定水溶液的 pH 值（即 H^+ 活度）目前采用玻璃电极为指示电极，饱和甘汞电极为参比电极，浸入待测溶液中组成原电池，可用下式表示：

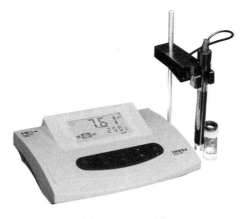

图 1-10　pH 计

（一）玻璃电极｜被测溶液‖SCE（＋）

上述电池的电动势 E 为：

$$E = \varphi_{甘汞} - \varphi_{玻璃} = \varphi_{甘汞} - \left(K_{玻} - \frac{2.303\,RT}{F}\mathrm{pH} \right)$$

式中 $\varphi_{甘汞}$、$\varphi_{玻璃}$——甘汞、玻璃电极的电极电势，V；

K$_{玻}$——玻璃电极反应平衡常数；

R——普适摩尔气体常数，8.314 472 J/(K·mol)；

F——法拉第常数，96 484.56 C/mol；

T——绝对温度，取 298.15 K；

pH——溶液的 pH 值。

由于式中 $\varphi_{甘汞}$ 和 K$_{玻}$ 在一定条件下是常数，令 $K' = \varphi_{甘汞} - K_{玻}$，因此上式可以表示为：

$$E = K' + \frac{2.303\,RT}{F}\mathrm{pH} = K' + 0.059\,\mathrm{pH}$$

由上式可知，在一定条件下，原电池的电动势 E 与溶液 pH 值呈线性关系。只要测得原电池的电动势 E 就可求出溶液的 pH 值。

在实际工作中，由于 K' 值受电极不同、溶液组成不同、电极使用时间长短等诸多因素影响，既不能准确测定，又不易由理论计算求得，因此常采用相对测定法（两次测量法）测定溶液的 pH 值。

测定时，在相同实验条件下先将玻璃电极和饱和甘汞电极浸入已知准确 pH 值的标准缓冲溶液中组成原电池，测得电动势 E_s：

$$E_s = K' + 0.059\,\mathrm{pH}_s$$

再将同一对电极浸入待测溶液中，测得电动势 E_x：

$$E_x = K' + 0.059\,\mathrm{pH}_x$$

E_s 减去 E_x，整理后得：

$$\mathrm{pH}_x = \mathrm{pH}_s + \frac{E_x - E_s}{0.059}$$

pH$_s$ 值已知，E_x 和 E_s 可测出，根据上式可算出待测溶液的 pH$_x$ 值。

使用两次测量法测定溶液的 pH 值时，为了减少测量误差，测量过程中应尽可能使溶液的温度保持恒定，并且应选用 pH 值与待测溶液相近的标准缓冲溶液［按《化学试剂　pH值测定通则》（GB/T 9724—2007）规定，所用标准缓冲溶液的 pH$_s$ 和待测溶液的 pH$_x$ 相差应在 3 个 pH 单位以内］。

2. **构造**

pH 计由 3 个部分组成：一个参比电极；一个玻璃电极，其电位取决于周围溶液的 pH

值；一个电流计，该电流计能在电阻极大的电路中测量出微小的电位差。

参比电极的基本功能是维持一个恒定的电位，作为测量各种偏离电位的对照。饱和甘汞电极和银-氧化银电极是目前较常用的参比电极。

玻璃电极的功能是建立一个对所测量溶液的氢离子活度发生变化做出反应的电位差。把对 pH 值敏感的电极和参比电极放在同一溶液中，就组成一个原电池，该电池的电位是玻璃电极和参比电极电位的代数和，即 $E_{电池} = E_{参比} + E_{玻璃}$。如果温度恒定，这个电池的电位随待测溶液的 pH 值变化而变化。测量 pH 计中的电池产生的电位是困难的，因其电动势非常小，且电路的阻抗又非常大。因此，必须把信号放大，使其足以推动标准毫伏表或毫安表。

电流计的功能是将原电池的电位放大若干倍，放大了的信号通过电表显示，电表指针偏转的程度表示其推动的信号的强度，为了使用上的需要，pH 电流表的表盘刻有相应的 pH 数值，而数字式 pH 计则直接以数字显出 pH 值。

目前常用的国产 pH 计有 pHS-25 型、pHS-2 型、pHS-3 型等。它们的主要差异是测量精度不同，但均由测量电池和主机两部分组成。玻璃电极、参比电极和被测溶液组成测量电池，将被测溶液的 pH 值转换为电动势，然后主机内部的电子线路将其电动势转换成 pH 值，直接标识出来。

3. 维护保养

目前实验室使用的电极都是复合电极，其优点是使用方便，不受氧化性或还原性物质的影响，且平衡速度较快。使用时，应将电极加液口上所套的橡胶套和下端的橡皮套全取下，以保持电极内氯化钾溶液的液压差。

不使用复合电极时，可将其充分浸泡在 3 mol/L 的氯化钾溶液中，切忌用洗涤液或其他吸水性试剂浸洗。使用前，检查玻璃电极前端的球泡。正常情况下，玻璃电极应该透明而无裂纹；球泡内要充满溶液，不能有气泡存在。

测量浓度较大的溶液时，尽量缩短测量时间，用后仔细清洗，防止被测液粘在电极上而污染电极。

清洗电极后，不要用滤纸擦拭玻璃膜，而应用滤纸吸干，避免损坏玻璃薄膜，防止交叉污染，影响测量精度。测量中应将参比电极浸入球泡内氯化物缓冲溶液中，避免 pH 计显示部分出现数字乱跳现象。使用时，注意将电极轻轻甩几下。

二、熔点仪

药物熔点是指一种药物按照规定的方法测定由固体熔化成液体的温度、熔融同时分解的温度，以及熔化时自初熔至全熔的一段温度。熔点仪采用光电检测、数字温度显示等技术进行药物熔点的测定。熔点仪如图1-11所示。

1. 测定原理

熔点仪是按照《中华人民共和国药典》（以下简称《中国药典》，2020版为最新版）规定的熔点检测方法设计的，利用电子技术实现温度控制，以及初熔和终熔数字显示。仪器经电子加热熔点毛细管，通过调节电压大小来控制升温速度，通过放大镜观察明亮的熔化过程。

2. 构造

熔点仪主要由加热、控温、测温等部分组成。

3. 维护保养

样品必须按要求焙干，在干燥和洁净的碾体中碾碎，

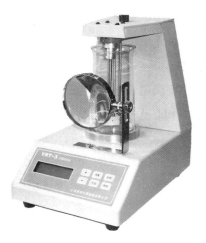

图1-11　熔点仪

用自由落体法敲击毛细管使样品填装结实，填装高度应一致，具体要求应符合《中国药典》规定。插入与取出毛细管时，必须小心谨慎，避免断裂。

线性升温速率不同，温室结果也不一致，要求指定一定规范。被测样品最好一次填装5根毛细管，分别测定后取中间3个读数的平均值作为测量结果，以消除毛细管及样品制备填装带来的偶然误差。

毛细管插入仪器前应用软布将外面沾污的物质清除，以免把油浴介质弄脏。

三、融变时限仪

融变时限仪用于检查栓剂或阴道片等固体制剂在规定条件下的融化、软化或溶散的情况。栓剂、阴道片在人体内、温度37 ℃时融化，只有在融化情况下才能释放出有效成分发挥其治疗作用。融变时限仪如图1-12所示。

1. 构造

用于栓剂检查的融变时限仪由透明套筒与金属架组成，如图1-13a所示。

（1）透明套筒由玻璃或适宜的塑料材料制成，高60 mm，内径52 mm，有适当的壁厚。

（2）金属架由两片不锈钢金属圆板及3个金属挂钩焊接而成。圆板直径50 mm，具39个孔径为4 mm的圆孔（见图1-13b）；两板相距30 mm，通过3个等距的挂钩焊接在一起。

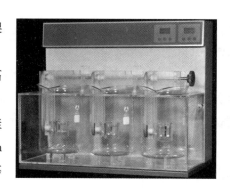

图1-12　融变时限仪

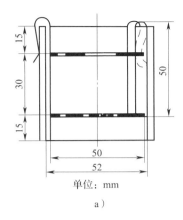
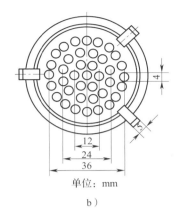

单位：mm

单位：mm

a）

b）

图 1-13　融变时限仪（用于栓剂检查）

a）透明套筒与金属架　b）金属架结构

用于阴道片检查的融变时限仪与上述装置类似，但金属架挂钩的钩端朝下，倒置于容器内，如图 1-14 所示。

2. 维护保养

在使用不同型号的仪器前必须仔细阅读操作说明书，熟悉操作步骤。在使用过程中，要随时检查仪器运转情况是否正常，使用后及时关闭电源。在操作时，应细心操作，避免敲打仪器和工作台面。应定期对仪器进行检修，及时更换磨损零件。

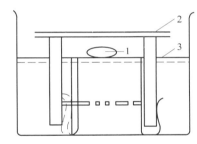

图 1-14　融变时限仪（用于阴道片检查）

1—阴道片　2—玻璃板　3—水面

四、不溶性微粒检测仪

不溶性微粒检测仪用于注射液中不溶性微粒的检测（包括静脉滴注用注射液及小针剂），输液器具的污染、滤除等检测。不溶性微粒检测仪如图 1-15 所示。

1. 测定原理

被检测的液体通过专门设计的流通室，与液体流向垂直的入射光束由于被液体中的粒子阻挡而减弱，从而使传感器输出的信号发生变化，信号变化与粒子通过光束时的截面积成正比。这种比例关系可以反映粒子的大小。每一个粒子通过光束时会引起一个电压脉冲信号，脉冲信号的大小反映了粒子数量的多少。

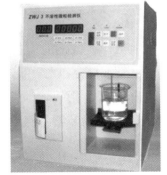

图 1-15　不溶性微粒检测仪

2．构造

不溶性微粒检测仪由取样器、传感器，以及计算机控制的检测和数据处理系统三大部分组成。

取样器包括精密柱塞泵和超精密流量电磁控制系统，实现进样速度恒定和进样体积精确的双控制，取样量准确。传感器采用光阻测量颗粒专用传感器，内置阈值、粒径曲线和脉冲阻值，可设定通道粒径值。检测和数据处理系统存储检测结果，方便数据分类、检索。

3．维护保养

使用过程中应随时检查仪器运转情况是否正常，使用后及清洗操作时应及时关闭电源。应避免进水针头长时间暴露在空气中，不用时应放在注射用水中。操作时应细心，避免敲打仪器和工作台面。使用前后，用丝质抹布擦拭仪器表面。应定期进行检修，及时更换磨损零件，每半年进行一次设备校准。

五、显微镜

显微镜是由一个透镜或几个透镜的组合构成的一种光学仪器，是人类进入原子时代的标志。显微镜主要用于放大微小物体至肉眼可见。显微镜可分为光学显微镜和电子显微镜。现在的光学显微镜可把物体放大 1 600 倍，分辨的最小极限达 $0.1\ \mu m$，国内显微镜机械筒长度一般是 160 mm。

1．测定原理

显微镜的物镜很小，而且呈球形，这就意味着显微镜两侧的焦距都要短得多。物镜将物体的图像对焦在显微镜镜筒内的不远处，随后图像由第二个透镜放大，这个透镜称为接目镜或目镜，使物体如同在眼前一般。通过更换物镜（从相对扁平、低放大倍数的物镜到较圆、高放大倍数的物镜），显微镜可以观察越来越微小的区域。

2．构造

普通光学显微镜的构造主要分为三部分：机械部分、照明部分和光学部分，如图 1-16 所示。

机械部分包括镜座、镜柱、镜臂、转换器、载物台、粗准调节器（粗准焦螺旋）、细准调节器（细准焦螺旋）。

照明部分装在镜台下方，包括反光镜等。

光学部分包括目镜和物镜。

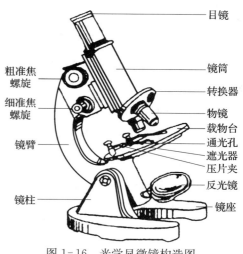

图 1-16　光学显微镜构造图

3. 维护保养

使用显微镜一定要严格按照取镜、安放、对光、压片、观察的程序进行。

下降镜筒时，一定要用双眼从侧面注视物镜，使之接近装片，但又要防止镜头触及装片，否则会压碎装片和损坏物镜。

有必要使用高倍物镜时，必须先在低倍物镜下将目标移到视野的中心，然后再换用高倍物镜。因为在低倍物镜下看到的物像放大倍数小，但看到的标本实际面积大，容易找到目标。与低倍物镜相比，高倍物镜下看到的物像放大倍数大，同样的视野面积看到的标本的实际面积小，在装片不动的情况下，高倍物镜看到的只是低倍物镜视野的中心部分。

换高倍物镜时，千万不可将镜筒升高，正确的做法是直接转动转换器，换上高倍物镜即可。

使用高倍物镜时，物镜与装片之间的距离很近，使用粗准焦螺旋容易压碎装片和损坏物镜，或者由于物像一闪而过，找不到要观察的目标。因此，必须用细准焦螺旋调焦，细准焦螺旋只在调节图像清晰度时使用。

六、紫外-可见分光光度计

紫外-可见分光光度计是可在紫外光区和可见光区任意选择不同的光来测定吸光度的仪器，如图 1-17 所示。

1. 测定原理

将不同波长的光连续地照射到一定浓度的样品溶液时，可得到与不同波长相对应的吸光度。如以波长（λ）为横坐标，吸光度（A）为纵坐标，就可绘出该物质的吸收光谱曲线。利用该曲线进行物质定性、定量分析的方法，称为分光光度法，也称吸收光谱法。紫外光区和可见光区为分光光度法常用光区。

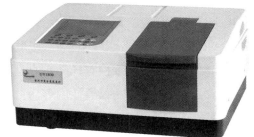

图 1-17   紫外-可见分光光度计

2. 构造

紫外-可见分光光度计的类型很多，质量差别悬殊，基本原理相似，一般由光源、单色器、吸收池、检测器、信号处理与显示器构成。

（1）光源。紫外-可见分光光度计要求光源发射强度足够且稳定，具有连续光谱且辐射能量随波长的变化尽可能小。

1）钨灯和卤钨灯。钨灯和卤钨灯作为可见光区的光源，由固体炽热发光。

2）氢灯或氘灯。氢灯或氘灯常用作紫外光区的光源，由气体放电发光。

（2）单色器。紫外-可见分光光度计的单色器的作用是将来自光源的复色光按波长顺序色散，变成所需波长的单色光。其中色散元件有棱镜和光栅，早期的仪器多用棱镜，近年多用光栅。

（3）吸收池。吸收池也叫比色皿。用光学玻璃制成的吸收池只能用于可见光区；用熔融石英（氧化硅）制成的吸收池适用于紫外光区，也可用于可见光区。盛空白溶液的吸收池与盛试样溶液的吸收池应互相匹配，即有相同的厚度与相同的透光性。在测定吸光系数或利用吸光系数进行定量测定时，还要求吸收池有准确的厚度（光程），或使用同一个吸收池。

（4）检测器。紫外-可见分光光度计一般常用光电效应检测器，它是将接收到的光辐射变成电流的转换器，如光电池和光电管。

（5）信号处理与显示器。光电管输出的电信号很弱，需经过放大才能以某种方式将测量结果显示出来，信号处理过程也包含一些数学运算，如对数函数、微积分等。

显示器有电表指示、数字显示、荧光屏显示、结果打印及曲线扫描等形式。显示内容一般为透光率与吸光度、有的还可转换成浓度、吸光系数等。

3．维护保养

为了延长光源的使用寿命，不使用仪器时不要开光源灯，且尽量减少开关次数，在工作间隔较短时可以不关灯。

单色器是仪器的核心部分，装在密封盒内，不能拆开。选择波长时，应平衡地转动控制部分，不可用力过猛。为防止色散元件受潮生霉。必须定期更换单色器用干燥剂（硅胶），若发现干燥剂变色应立即更换。

必须正确使用吸收池，注意保护吸收池的两个光学面。

操作结束后，应仔细检查样品室内是否有溶液溢出，若有溢出必须及时用滤纸吸干，否则会引起测量误差或影响仪器使用寿命。

仪器每次使用完毕，必须切断电源，并及时盖上防尘罩，在防尘罩内放入数袋硅胶。仪器若暂时不用要定期通电，每次不少于 $20 \sim 30$ min，以让整机保持干燥状态，并且维持电子元器件的性能。

第三节　　制剂通则

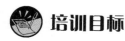 **培训目标**

➢ 熟悉滴丸剂、胶囊剂、酒剂、酊剂、流浸膏剂与浸膏剂、膏药、凝胶剂、软膏剂与乳膏剂、露剂等中药制剂通则的内容。

➤ 能进行滴丸剂、胶囊剂、酒剂、酊剂、流浸膏剂与浸膏剂、膏药、凝胶剂、软膏剂与乳膏剂、露剂等中药制剂通则的检查。

一、滴丸剂

滴丸剂是指原料药物与适宜的基质加热熔融混匀，滴入不相混溶、互不作用的冷凝介质中制成的球形或类球形制剂。

1. 滴丸基质包括水溶性基质和非水溶性基质，常用的有聚乙二醇类（如聚乙二醇6000、聚乙二醇 4000 等）、泊洛沙姆、硬脂酸聚烃氧（40）酯、明胶、硬脂酸、单硬脂酸甘油酯、氢化植物油等。

2. 滴丸冷凝介质必须安全无害，且与原料药物不发生作用。常用的冷凝介质有液状石蜡、植物油、甲基硅油、水等。

3. 根据原料药物的性质与使用、贮藏的要求，供口服的滴丸可包糖衣或薄膜衣。必要时，薄膜衣包衣滴丸应检查残留溶剂。

4. 除另有规定外，滴丸剂外观应圆整，大小、色泽应均匀，无粘连现象。滴丸表面应无冷凝介质黏附。

5. 化学药滴丸微生物限度应符合要求。

6. 除另有规定外，滴丸剂应密封贮存，防止受潮、发霉、虫蛀及变质。

除另有规定外，滴丸剂应进行以下相应检查。

【重量①差异】除另有规定外，滴丸剂照下述方法检查，应符合规定，滴丸剂重量差异限度见表 1-1。

表 1-1　　　　　　　　　　　　　滴丸剂重量差异限度

标示丸重或平均丸重	重量差异限度
0.03 g 及 0.03 g 以下	±15％
0.03 g 以上至 0.1 g	±12％
0.1 g 以上至 0.3 g	±10％
0.3 g 以上	±7.5％

检查方法：取供试品 20 丸，精密称定总重量，求得平均丸重后，再分别精密称定每丸的重量。每丸重量与标示丸重相比较（无标示丸重的，与平均丸重比较），按表 1-1 中的规定，超出重量差异限度的不得多于 2 丸，并不得有 1 丸超出限度 1 倍。

---

① 重量习惯上用来指质量。检验中以此区别表示产品优劣程度的"质量"。

【装量差异】 单剂量包装的滴丸剂，照下述方法检查，应符合规定，滴丸剂装量差异限度见表 1-2。

表 1-2　　　　　　　　　　　　　　滴丸剂装量差异限度

标示装量	装量差异限度
0.5 g 及 0.5 g 以下	±12%
0.5 g 以上至 1 g	±11%
1 g 以上至 2 g	±10%
2 g 以上至 3 g	±8%
3 g 以上至 6 g	±6%
6 g 以上至 9 g	±5%
9 g 以上	±4%

检查方法：取供试品 10 袋（瓶），分别称定每袋（瓶）内容物的重量，每袋（瓶）装量与标示装量相比较，按表 1-2 规定，超出装量差异限度的不得多于 2 袋（瓶），并不得有 1 袋（瓶）超出限度 1 倍。

【装量】 装量以重量标示的多剂量包装滴丸剂，照最低装量检查法检查，应符合规定。以丸数标示的多剂量包装滴丸剂，不检查装量。

【溶散时限】 除另有规定外，取供试品 6 丸，选择适当孔径筛网的吊篮（滴丸剂直径在 2.5 mm 以下的用孔径约 0.42 mm 的筛网，在 2.5～3.5 mm 之间的用孔径约 1.0 mm 的筛网，在 3.5 mm 以上的用孔径约 2.0 mm 的筛网），照崩解时限检查法（通则 0921）[①] 片剂项下的方法加挡板进行检查。滴丸剂不加挡板检查，应在 30 min 内全部溶散；包衣滴丸应在 1 h 内全部溶散。操作过程中如供试品黏附挡板妨碍检查时，应另取供试品 6 丸，以不加挡板的方式进行检查。上述检查，供试品应在规定时间内全部通过筛网。如有细小颗粒状物体未通过筛网，但其已软化且无硬心，可按符合规定论。

【微生物限度】 以动物、植物、矿物质来源的非单体成分制成的滴丸剂，以及生物制品滴丸剂，照非无菌产品微生物限度检查，即按照微生物计数法（通则 1105）、控制菌检查法（通则 1106）及非无菌药品微生物限度标准（通则 1107）检查，应符合规定。生物制品规定检查杂菌的，可不进行微生物限度检查。

二、胶囊剂

胶囊剂是指原料药物或原料药物加适宜辅料充填于空心胶囊或密封于软质囊材中制成的

---

① 指《中华人民共和国药典》中的通则，下同。

固体制剂，可分为硬胶囊、软胶囊（胶丸）、缓释胶囊和肠溶胶囊，主要供口服。

硬胶囊（通称为胶囊）是指采用适宜的制剂技术，将原料药物或原料药物加适宜辅料制成的均匀粉末、颗粒、小片、小丸、半固体或液体等，充填于空心胶囊中制成的胶囊剂。

软胶囊是指将一定量的液体原料药物直接包封，或将固体原料药物溶解或分散在适宜的辅料中制备成溶液、混悬液、乳状液或半固体，密封于软质囊材中制成的胶囊剂。软胶囊可用滴制法或压制法制备。软质囊材一般是用明胶、甘油或其他适宜的药用辅料单独或混合制成。

缓释胶囊是指在规定的释放介质中缓慢地非恒速释放药物的胶囊剂。缓释胶囊应符合缓释制剂（通则9013）的有关要求并应进行释放度（通则0931）检查。

肠溶胶囊是指将用肠溶材料包衣的颗粒或小丸充填于胶囊而制成的硬胶囊，或用适宜的肠溶材料制备而得的硬胶囊或软胶囊。肠溶胶囊不溶于胃液，但能在肠液中崩解而释放活性成分。除另有规定外，肠溶胶囊应符合迟释制剂（通则9013）的有关要求，并进行释放度（通则0931）检查。

胶囊剂在生产与贮藏期间应符合下列有关规定。

1. 胶囊剂的内容物不论是原料药物还是辅料，均不应造成囊壳的变质。

2. 小剂量原料药物应用适宜的稀释剂稀释，并混合均匀。

3. 硬胶囊可根据下列制剂技术制备不同形式的内容物充填于空心胶囊中。

（1）将原料药物加适宜的辅料，如稀释剂、助流剂、崩解剂等，制成均匀的粉末、颗粒或小片。

（2）将普通小丸、速释小丸、缓释小丸、控释小丸或肠溶小丸单独填充或混合填充，必要时加入适量空白小丸作填充剂。

（3）将原料药物粉末直接填充。

（4）将原料药物制成包合物、固体分散体、微囊或微球。

（5）溶液、混悬液、乳状液等也可采用特制灌囊机填充于空心胶囊中，必要时密封。

4. 胶囊剂应整洁，不得有黏结、变形、渗漏或囊壳破裂等现象，并应无异味。

5. 胶囊剂的微生物限度应符合要求。

6. 根据原料药物和制剂的特性，除来源于动、植物多组分且难以建立测定方法的胶囊剂外，溶出度、释放度、含量均匀度等均应符合要求。必要时，内容物包衣的胶囊剂应检查残留溶剂。

7. 除另有规定外，胶囊剂应密封贮存，其存放环境温度不高于 30 ℃，湿度应适宜，防止其受潮、发霉、变质。生物制品原液、半成品和成品的生产及质量控制应符合相关品种要求。

除另有规定外，胶囊剂应进行以下相应检查。

【水分】中药硬胶囊剂应进行水分检查。

取供试品内容物，照水分测定法（通则0832）测定。除另有规定外，水分含量不得超过9.0%。

硬胶囊内容物为液体或半固体者不检查水分。

【装量差异】装量差异照下述方法检查，应符合规定。

检查方法：除另有规定外，取供试品20粒（中药取10粒），分别精密称定重量，倾出内容物（不得损失囊壳），硬胶囊囊壳用小刷或其他适宜的用具拭净；软胶囊或内容物为半固体或液体的硬胶囊囊壳用乙醚等易挥发性溶剂洗净，置通风处使溶剂挥发尽，再分别精密称定囊壳重量，求出每粒内容物的装量与平均装量。每粒装量与平均装量相比较（有标示装量的胶囊剂，每粒装量应与标示装量比较），超出装量差异限度的不得多于2粒，并不得有1粒超出限度1倍，胶囊剂装量差异限度见表1-3。

表1-3   胶囊剂装量差异限度

平均装量或标示装量	装量差异限度
0.30 g以下	±10%
0.30 g及0.30 g以上	±7.5%（中药±10%）

凡规定检查含量均匀度的胶囊剂，一般不再进行装量差异的检查。

【崩解时限】除另有规定外，照崩解时限检查法（通则0921）检查，均应符合规定。

凡规定检查溶出度或释放度的胶囊剂，一般不再进行崩解时限的检查。

【微生物限度】以动物、植物、矿物质来源的非单体成分制成的胶囊剂，以及生物制品胶囊剂，照非无菌产品微生物限度检查，即按照微生物计数法（通则1105）、控制菌检查法（通则1106）及非无菌药品微生物限度标准（通则1107）检查，应符合规定。规定检查杂菌的生物制品胶囊剂，可不进行微生物限度检查。

三、酒剂

酒剂是指饮片用蒸馏酒提取制成的澄清液体制剂。

酒剂在生产与贮藏期间应符合下列有关规定。

1. 生产酒剂所用的饮片，一般应适当粉碎。

2. 生产内服酒剂应以谷类酒为原料。

3. 可用浸渍法、渗漉法或其他适宜方法制备。蒸馏酒的浓度及用量、浸渍温度和时间、渗漉速度等均应符合各品种制法项下的要求。

4. 可加入适量的糖或蜂蜜调味。

5. 配制后的酒剂须静置澄清，滤过后分装于洁净的容器中。在贮存期间允许有少量摇之易散的沉淀。

6. 酒剂应检查乙醇含量和甲醇含量。

7. 除另有规定外，酒剂应密封，置阴凉处贮存。

除另有规定外，酒剂应进行以下相应检查。

【总固体】含糖、蜂蜜的酒剂照第一法检查，不含糖、蜂蜜的酒剂照第二法检查，应符合规定。

第一法：精密量取供试品上清液 50 mL，置蒸发皿中，水浴上蒸至稠膏状，除另有规定外，加无水乙醇搅拌提取 4 次，每次 10 mL，滤过，合并滤液，置已干燥至恒重的蒸发皿中，蒸至近干，精密加入硅藻土 1 g（经 105 ℃干燥 3 h、移置干燥器中冷却 30 min），搅匀，在 105 ℃下干燥 3 h，移置干燥器中，冷却 30 min，迅速精密称定重量，扣除加入的硅藻土量，遗留残渣应符合各品种项下的有关规定。

第二法：精密量取供试品上清液 50 mL，置已干燥至恒重的蒸发皿中，水浴上蒸干，在 105 ℃下干燥 3 h，移置干燥器中，冷却 30 min，迅速精密称定重量，遗留残渣应符合各品种项下的有关规定。

【乙醇量】照乙醇量测定法（通则 0711）测定，应符合各品种项下的规定。

【甲醇量】照甲醇量检查法（通则 0871）检查，应符合各品种项下的规定。

【装量】照最低装量检查法（通则 0942）检查，应符合规定。

【微生物限度】照非无菌产品微生物限度检查，即按照微生物计数法（通则 1105）、控制菌检查法（通则 1106）及非无菌药品微生物限度标准（通则 1107）检查，除需氧菌总数每 1 mL 不得超过 500 cfu、霉菌和酵母菌总数每 1 mL 不得超过 100 cfu 外，其他应符合规定。

四、酊剂

酊剂是指将原料药物用规定浓度的乙醇提取或溶解而制成的澄清液体制剂，也可用流浸膏稀释制成，供口服或外用。

酊剂在生产与贮藏期间应符合下列有关规定。

1. 除另有规定外，每 100 mL 酊剂相当于原饮片 20 g。含有毒剧药品的中药酊剂，每 100 mL 应相当于原饮片 10 g；其有效成分明确者，应根据其半成品的含量加以调整，使其符合各酊剂项下的规定。

2. 酊剂可用溶解、稀释、浸渍或渗漉等法制备。

（1）溶解法或稀释法。取原料药物的粉末或流浸膏，加规定浓度的乙醇适量，溶解或稀释，静置，必要时滤过，即得。

（2）浸渍法。取适当粉碎的饮片，置有盖容器中，加入溶剂适量，密盖，搅拌或振摇，浸渍3～5日或规定的时间，倾取上清液，再加入溶剂适量，依法浸渍至有效成分充分浸出，合并浸出液，加溶剂至规定量后，静置，滤过，即得。

（3）渗漉法。照流浸膏剂项下的方法（通则0189），用溶剂适量渗漉，至流出液达到规定量后，静置，滤过，即得。

3. 除另有规定外，酊剂应澄清，久置允许有少量摇之易散的沉淀。

4. 除另有规定外，酊剂应遮光，密封，置阴凉处贮存。

除另有规定外，酊剂应进行以下相应检查。

【乙醇量】照乙醇量测定法（通则0711）测定，应符合各品种项下的规定。

【甲醇量】照甲醇量检查法（通则0871）检查，应符合规定。

【装量】照最低装量检查法（通则0942）检查，应符合规定。

【微生物限度】除另有规定外，照非无菌产品微生物限度检查，即按照微生物计数法（通则1105）、控制菌检查法（通则1106）及非无菌药品微生物限度标准（通则1107）检查，应符合规定。

五、流浸膏剂与浸膏剂

流浸膏剂、浸膏剂是指饮片用适宜的溶剂提取，蒸去部分或全部溶剂，调整至规定浓度而成的制剂。

除另有规定外，流浸膏剂每1 mL相当于饮片1 g；浸膏剂分为稠膏和干膏两种，每1 g相当于饮片或天然药物2～5 g。

流浸膏剂、浸膏剂在生产与贮藏期间应符合下列有关规定。

1. 除另有规定外，流浸膏剂用渗漉法制备，也可用浸膏剂稀释制成；浸膏剂用煎煮法、回流法或渗漉法制备，全部提取液应低温浓缩至稠膏状，加稀释剂或继续浓缩至规定的量。

渗漉法的要点如下。

（1）根据饮片的性质可选用圆柱形或圆锥形的渗漉器。

（2）饮片须适当粉碎后，加规定的溶剂均匀湿润，密闭放置一定时间，再装入渗漉器内。

（3）饮片装入渗漉器时应均匀、松紧一致，加入溶剂时应尽量排除饮片间隙中的空气，溶剂应高出药面，浸渍适当时间后进行渗漉。

（4）渗漉速度应符合各品种项下的规定。

（5）收集85%饮片量的初漉液另器保存，续漉液经低温浓缩后与初漉液合并，调整至规定量，静置，取上清液分装。

2. 流浸膏剂久置产生沉淀时，在乙醇和有效成分含量符合各品种项下规定的情况下，可滤过除去沉淀。

3. 除另有规定外，流浸膏剂、浸膏剂均应置遮光容器内密封，流浸膏剂还应置阴凉处贮存。除另有规定外，流浸膏剂、浸膏剂应进行以下相应检查。

【乙醇量】除另有规定外，含乙醇的流浸膏照乙醇量测定法（通则 0711）测定，应符合规定。

【甲醇量】除另有规定外，含乙醇的流浸膏照甲醇量检查法（通则 0871）检查，应符合各品种项下的规定。

【装量】照最低装量检查法（通则 0942）检查，应符合规定。

【微生物限度】照非无菌产品微生物限度检查，即按照微生物计数法（通则 1105）、控制菌检查法（通则 1106）及非无菌药品微生物限度标准（通则 1107）检查，应符合规定。

六、膏药

膏药是指用饮片、食用植物油与红丹（铅丹）或宫粉（铅粉）炼制成膏料，摊涂于裱背材料上制成的供皮肤贴敷的外用制剂。用红丹（铅丹）的称为黑膏药，用宫粉（铅粉）的称为白膏药。

膏药在生产与贮藏期间应符合下列有关规定。

1. 饮片应适当碎断，按各品种项下规定的方法加食用植物油炸枯，质地轻泡不耐油炸的饮片，宜待其他饮片炸至枯黄后再加入。含挥发性成分的饮片、矿物药，以及贵重药应研成细粉，于摊涂前加入，温度应不超过 70 ℃。

2. 制备用红丹、宫粉均应干燥、无吸潮结块。

3. 炸过药的油炼至"滴水成珠"，加入红丹或宫粉，搅拌使其充分混合，喷淋清水，膏药成坨，置清水中浸渍。

4. 膏药的膏体应油润细腻、光亮、老嫩适度、摊涂均匀、无飞边缺口，加温后能粘贴于皮肤上且不移动。黑膏药应乌黑、无红斑，白膏药应无白点。

5. 除另有规定外，膏药应密闭，置阴凉处贮存。

除另有规定外，膏药应进行以下相应检查。

【软化点】照膏药软化点测定法（通则 2102）测定，应符合各品种项下的有关规定。

【重量差异】取供试品 5 张，分别称定每张总重量，剪取单位面积（cm²）的裱背，称定重量，换算出裱背重量，总重量减去裱背重量，即为膏药重量，与标示重量相比较，应符合表 1-4 中的规定。

表 1-4　　　　　　　　　　　　　膏药重量差异限度

标示重量	差异限度
3 g 及 3 g 以下	±10%
3 g 以上至 12 g	±7%
12 g 以上至 30 g	±6%
30 g 以上	±5%

七、凝胶剂

凝胶剂是指原料药物与能形成凝胶的辅料制成的具凝胶特性的稠厚液体或半固体制剂。除另有规定外，凝胶剂限局部用于皮肤及体腔，如鼻腔、阴道和直肠。

乳状液型凝胶剂又称为乳胶剂。由高分子基质如西黄蓍胶制成的凝胶剂也可称为胶浆剂。小分子无机原料药物如氢氧化铝凝胶剂是由分散的药物小粒子以网状结构存在于液体中，属两相分散系统，也称混悬型凝胶剂。混悬型凝胶剂可有触变性，静止时形成半固体而搅拌或振摇时成为液体。

凝胶剂基质属单相分散系统，有水性与油性之分。水性凝胶基质一般由水、甘油或丙二醇与纤维素衍生物、卡波姆和海藻酸盐、西黄蓍胶、明胶、淀粉等构成；油性凝胶基质由液状石蜡与聚乙烯或脂肪油与胶体硅或铝皂、锌皂等构成。

凝胶剂在生产与贮藏期间应符合下列有关规定。

1. 混悬型凝胶剂中胶粒应分散均匀，不应下沉、结块。

2. 凝胶剂应均匀、细腻，在常温时保持胶状，不干涸或液化。

3. 凝胶剂根据需要可加入保湿剂、抑菌剂、抗氧剂、乳化剂、增稠剂、透皮促进剂等。除另有规定外，在制剂确定处方时，该处方的抑菌效力应符合抑菌效力检查法（通则 1121）的规定。

4. 凝胶剂一般应检查 pH 值。

5. 除另有规定外，凝胶剂应避光、密闭贮存，并应防冻。

6. 凝胶剂用于烧伤治疗如为非无菌制剂的，应在标签上标明"非无菌制剂"；产品说明书中应注明"本品为非无菌制剂"，同时在适应证下应明确"用于程度较轻的烧伤（Ⅰ°或浅Ⅱ°）"；注意事项下规定"应遵医嘱使用"。

除另有规定外，凝胶剂应进行以下相应检查。

【粒度】除另有规定外，混悬型凝胶剂照下述方法检查，应符合规定。

检查方法：取供试品适量，置于载玻片上，涂成薄层，薄层面积相当于盖玻片面积，共涂 3 片，照粒度和粒度分布测定法（通则 0982 第一法）测定，均不得检出大于 180 μm 的粒子。

【装量】照最低装量检查法（通则 0942）检查，应符合规定。

【无菌】除另有规定外，用于烧伤［除程度较轻的烧伤（Ⅰ°或浅Ⅱ°外）］或严重创伤的凝胶剂，照无菌检查法（通则 1101）检查，应符合规定。

【微生物限度】除另有规定外，照非无菌产品微生物限度检查，即按照微生物计数法（通则 1105）、控制菌检查法（通则 1106）及非无菌药品微生物限度标准（通则 1107）检查，应符合规定。

八、软膏剂与乳膏剂

软膏剂是指原料药物与油脂性或水溶性基质混合制成的均匀的半固体外用制剂。

因原料药物在基质中分散状态不同，软膏剂分为溶液型软膏剂和混悬型软膏剂。溶液型软膏剂为原料药物溶解（或共熔）于基质或基质组分中制成的软膏剂，混悬型软膏剂为原料药物细粉均匀分散于基质中制成的软膏剂。

乳膏剂是指原料药物溶解或分散于乳状液型基质中形成的均匀半固体制剂。

乳膏剂由于基质不同，可分为水包油型乳膏剂和油包水型乳膏剂。

软膏剂、乳膏剂在生产与贮藏期间应符合下列有关规定。

1. 软膏剂、乳膏剂应根据各剂型特点、原料药物的性质、制剂的疗效和产品的稳定性选用基质。基质也可由不同类型基质混合组成。

软膏剂基质可分为油脂性基质和水溶性基质。油脂性基质常用的有凡士林、石蜡、液状石蜡、硅油、蜂蜡、硬脂酸、羊毛脂等，水溶性基质主要为聚乙二醇。

乳膏剂常用的乳化剂可分为水包油型和油包水型。水包油型乳化剂有钠皂、三乙醇胺皂类、脂肪醇硫酸（酯）钠类和聚山梨酯类，油包水型乳化剂有钙皂、羊毛脂、单甘油酯、脂肪醇等。

2. 软膏剂、乳膏剂基质应均匀、细腻，涂于皮肤或黏膜上应无刺激性。软膏剂中不溶性原料药物，应预先用适宜的方法制成细粉，确保粒度符合规定。

3. 软膏剂、乳膏剂根据需要可加入保湿剂、抑菌剂、增稠剂、稀释剂、抗氧剂及透皮促进剂。除另有规定外，加入抑菌剂的软膏剂、乳膏剂在制剂确定处方时，该处方的抑菌效力应符合抑菌效力检查法（通则 1121）的规定。

4. 软膏剂、乳膏剂应具有适当的黏稠度，应易涂布于皮肤或黏膜上，不融化，黏稠度随季节变化应很小。

5. 软膏剂、乳膏剂应无酸败、异臭、变色、变硬等变质现象。乳膏剂不得有油水分离及胀气现象。

6. 除另有规定外，软膏剂应避光密封贮存。乳膏剂应避光密封置 25 ℃以下贮存，不得冷冻。

7. 软膏剂、乳膏剂所用内包装材料，不应与原料药物或基质发生物理或化学反应，无菌产品的内包装材料应无菌。

软膏剂、乳膏剂用于烧伤治疗如为非无菌制剂的，应在标签上标明"非无菌制剂"；产品说明书中应注明"本品为非无菌制剂"，同时在适应证下应明确"用于程度较轻的烧伤（Ⅰ°或浅Ⅱ°）"；注意事项下规定"应遵医嘱使用"。

除另有规定外，软膏剂、乳膏剂应进行以下相应检查。

【粒度】除另有规定外，混悬型软膏剂、含饮片细粉的软膏剂照下述方法检查，应符合规定。

检查方法：取供试品适量，置于载玻片上，涂成薄层，薄层面积相当于盖玻片面积，共涂3片，照粒度和粒度分布测定法（通则0982第一法）测定，均不得检出大于180 μm 的粒子。

【装量】照最低装量检查法（通则0942）检查，应符合规定。

【无菌】用于烧伤［除程度较轻的烧伤（Ⅰ°或浅Ⅱ°外）］或严重创伤的软膏剂与乳膏剂，照无菌检查法（通则1101）检查，应符合规定。

【微生物限度】除另有规定外，照非无菌产品微生物限度检查，即按照微生物计数法（通则1105）、控制菌检查法（通则1106）及非无菌药品微生物限度标准（通则1107）检查，应符合规定。

九、露剂

露剂是指含挥发性成分的饮片用水蒸气蒸馏法制成的芳香水剂。

露剂在生产与贮藏期间应符合下列有关规定。

1. 饮片加水浸泡一定时间后，用水蒸气蒸馏，收集的蒸馏液应及时盛装在灭菌的洁净干燥容器中。

2. 收集蒸馏液、灌封均应在符合所要求洁净度的环境中进行。

3. 根据需要可加入适宜的抑菌剂和矫味剂，其品种与用量应符合国家标准的有关规定。除另有规定外，加入抑菌剂的露剂在制剂确定处方时，该处方的抑菌效力应符合抑菌效力检查法（通则1121）的规定。

4. 露剂应澄清，不得有异物、酸败等变质现象。

5. 一般应检查 pH 值。

6. 除另有规定外，露剂应密封，置阴凉处贮存。

除另有规定外，露剂应进行以下相应检查。

【装量】照最低装量检查法（通则0942）检查，应符合规定。

【微生物限度】照非无菌产品微生物限度检查，即按照微生物计数法（通则1105）、控制菌检查法（通则1106）及非无菌药品微生物限度标准（通则1107）检查，应符合规定。

第四节　技能训练

训练一　精密天平的校正

【操作准备】

设备仪器

精密天平、校正砝码。

【操作步骤】

步骤一　校正前准备

检查天平是否通过检定，并确定其在检定有效期内。检查天平水准器内的水准泡是否位于液腔的中心位置，否则应予以调节，使天平处于水平位置。

检查校正砝码是否通过检定，并确定其在检定有效期内。

步骤二　校正方法（两点校正法）

选取两个称量点校正。根据天平的最大称量，确定天平校正的范围，确定需要使用的标准砝码。电子天平对应载荷最大允许误差表见表1-5。

表 1-5　　　　　　　　　　电子天平对应载荷最大允许误差表

量程（g）	分度值（g）	标准砝码（g）	允许误差（g）	允许误差范围（g）
0～500	0.1	10 200	±0.5	9.5～10.5 199.5～200.5
0～1 500	0.01	50 200	±0.05	49.95～50.05 199.95～200.05
0～500	0.01	10 200	±0.05	9.95～100.5 199.95～200.05
0～200	0.001	10 200	±0.005 ±0.01	9.995～10.005 199.99～200.01
0～200	0.000 1	10 200	±0.000 5 ±0.001	9.999 5～10.000 5 199.999～200.001
0～210	0.001	10 200	±0.005 ±0.01	9.995～10.005 199.99～200.01

续表

量程（g）	分度值（g）	标准砝码（g）	允许误差（g）	允许误差范围（g）
0～82	0.000 01	10 50	±0.000 15	9.999 85～10.000 15 49.999 85～50.000 15
0～82	0.000 01	10 50	±0.000 15	9.999 85～10.000 15 49.999 85～50.000 15
0～220	0.000 1	10 200	±0.001 ±0.001 5	9.999～10.001 199.998 5～200.001 5

使用镊子或戴上手套，依次将标准砝码放于天平称量盘中心位置，稳定后天平显示标准砝码的质量值。分别测试 1 次，记录。

校正结果超出偏差范围应通知计量室送检或维修，并在备注栏注明。

【注意事项】

1. 勿使用附件以外的 AC 适配器。

2. 确认电源电压。确认供电电源电压与 AC 适配器标识的电压相符。

3. 放置在尘埃少的房间。不要阳光直射，放置于温度 20 ℃±2 ℃，相对湿度 45%～60% 的稳定环境中。不要放置在空调或带磁设备的附近，不要放置在有腐蚀性气体、易燃气体的地方。

4. 使用坚固的物件作天平台，并使仪器处于水平状态。

5. 进行量程校正时不要移动天平。移动天平时先将 AC 适配器拔下。

【评分标准】

精密天平的校正评分标准

考核要点			分值
实验准备 （20分）	着装	整齐、整洁	5
	仪器的准备	天平的安装环境是否适宜	8
	校正砝码的准备	校正砝码是否正确	7
校正过程操作 （55分）	校正前准备	天平是否通过检定	5
		天平水平检查与调节是否正确	10
		校正砝码是否通过检定	5
	校正	正确进行天平的校正	25
	实验结束	仪器归位，并填写仪器使用记录	5
		整理物品，恢复至原来位置，桌面是否清理整洁	5
记录及报告 （15分）	检验记录	原始记录及报告格式规范	5
		实验数据记录整洁、真实、完整	5
	检验报告	正确处理检测数据	5

续表

	考核要点		分值
职业素质 （10分）	文明操作	实验过程中保持台面整洁，无废液、纸屑等	2.5
		实验后台面恢复原状，试剂、仪器放回原处	2.5
	工作条理性	操作系统、流畅、有条理，能合理有序地安排时间	5
总　　分			100

训练二　pH 计的校正

【操作准备】

1. 设备仪器

pH 计、烧杯。

2. 药品试剂

（1）标准缓冲液。温度为 25 ℃。

1）邻苯二甲酸氢钾（$KHC_8H_4O_4$），pH＝4.003，0.05 mol/L。

2）混合磷酸盐（磷酸氢二钠 Na_2HPO_4 和磷酸二氢钾 KH_2PO_4 的混合盐溶液），pH＝6.864，0.025 mol/L。

3）硼砂（$Na_2B_4O_7 \cdot 10H_2O$），pH＝9.182，0.01 mol/L。

（2）蒸馏水、滤纸。

【操作步骤】

步骤一　按模式键选择 pH 测试模式。

步骤二　将电极插入邻苯二甲酸氢钾的缓冲溶液中，按校准键，当出现"4.00"时，表示第一个校准点校准结束。

步骤三　用蒸馏水清洗电极，用滤纸吸干水分。将电极插入混合磷酸盐的缓冲溶液中，按校准键，当出现"6.86"时，表示第二个校准点校准结束。

步骤四　用蒸馏水清洗电极，用滤纸吸干水分。

步骤五　将电极插入硼砂的缓冲溶液中，按校准键，当出现"9.185"时，表示第三个校准点校准结束。

步骤六　用蒸馏水清洗电极，用滤纸吸干水分。

步骤七　校准完毕后，pH 计显示屏上部的电极灵敏度应显示为满格，如不是，应重新进行校准。

【注意事项】

1. 测定前，按品种项下的规定，选择两种 pH 值相差约 3 个单位的标准缓冲溶液，使供试品的 pH 值处于两者之间。

2. 取与供试液 pH 值较接近的第一种标准缓冲溶液核对仪器进行校正（定位），使仪器数值与表列数值一致。

3. 仪器定位后，再用第二种标准缓冲溶液核对仪器示值，误差应不大于±0.02 pH 单位。若大于此偏差，则应小心调节斜率，使示值与第二种标准缓冲溶液的表列数值相符。重复上述定位与斜率调节操作，至仪器示值与标准缓冲溶液的规定数值相差不大于 0.02 pH 单位。否则，需检查仪器或更换电极后，再行校正至符合要求。

4. 每次更换标准缓冲溶液或供试品溶液前，应用纯化水充分洗涤电极，然后将水吸尽，也可用所换的标准缓冲溶液或供试品溶液洗涤。

5. 标准缓冲溶液与待测溶液的温度必须相同。

6. 在测定高 pH 值供试品和标准缓冲溶液时，应注意碱误差的问题，必要时选用适当的玻璃电极测定。

7. pH 计使用完毕后应套上电极保护套，电极保护套中应装满 3 mol/L 的氯化钾保护液，并放于 pH 计的电极保护架上。

8. 当得不到理想结果时，可清洗 pH 电极，更新 pH 缓冲溶液，进行第二次校准。若校准结果仍旧不理想，应立即停止使用，并及时与供应商联系，维修后再次校正，直到成功。

【评分标准】

pH 计的校正评分标准

考核要点			分值
实验准备 （20 分）	着装	整齐、整洁	5
	仪器的准备	天平的安装环境是否适宜	8
	缓冲溶液的准备	缓冲溶液是否正确	7
校正过程操作 （55 分）	校正前准备	温度是否为 25 ℃	10
		仪器模式选择是否正确	10
	校正	正确进行仪器的校正	25
	实验结束	仪器归位，并填写仪器使用记录	5
		整理试剂、物品，恢复至原来位置，桌面是否清理整洁	5
记录及报告 （15 分）	检验记录	原始记录及报告格式规范	5
		实验数据记录整洁、真实、完整	5
	检验报告	正确处理检测数据	5
职业素质 （10 分）	文明操作	实验过程中保持台面整洁，无废液、纸屑等	2.5
		实验后台面恢复原状，试剂、仪器放回原处	2.5
	工作条理性	操作系统、流畅、有条理，能合理有序地安排时间	5
总　　分			100

训练三　紫外-可见分光光度计的校正

【操作准备】

1. 设备仪器

紫外-可见分光光度计、石英吸收池（1 cm）、容量瓶（1 000 mL）、烧杯。

2. 药品试剂

0.060 0 g→1 000 mL 的 $K_2Cr_2O_7$ 的硫酸标准溶液（0.005 mol/L）、NaI 溶液（10 g/L）、$NaNO_2$ 溶液（50 g/L）、镨钕滤光片等。

【操作步骤】

步骤一　吸收池配对性试验

每次测定前，应先用蒸馏水做吸收池配对性试验。两个吸收池透光率 T 相差应<0.5%。

步骤二　波长准确性与重现性

将镨钕滤光片作为被测样品放入试样室，依次将波长（λ）调至 520 nm、522 nm、524 nm、526 nm、528 nm、530 nm、534 nm、536 nm，逐点读出并记录各波长所测得的 T 值。波长准确度＝529.8－λ。仪器波长的允许误差为：紫外光区±1 nm，500 nm 附近±2 nm。

步骤三　透光率的准确性

透光率的准确性可用已知吸光系数的物质核对，常用的是重铬酸钾。取在 120 ℃ 干燥至恒重的基准 $K_2Cr_2O_7$ 约 60 mg，精密称定，用 H_2SO_4 溶液（0.005 mol/L）溶解并稀释至 1 000 mL，摇匀，于表 1-6 规定的吸收峰与谷波长处测定吸光度。

表 1-6　　　　　　　　$K_2Cr_2O_7$ 的 H_2SO_4 溶液（0.005 mol/L）的吸光度测定点

λ（nm）	235（谷）	257（峰）	313（谷）	350（峰）
$E_{1\ cm}^{1\%}$	124.5	144.0	48.6	106.6

根据测得的吸光度，计算出其吸光系数（$E_{1\ cm}^{1\%}$），取平均值与表中规定值核对，如相对偏差在±1%以内，则透光率准确性好。

步骤四　杂散光

（1）用浓度为 10 g/L 的 NaI 水溶液、1 cm 石英吸收池、蒸馏水作参比，于 220 nm 波长处测量溶液的透光率。

（2）用浓度为 50 g/L 的 $NaNO_2$ 水溶液、1 cm 石英吸收池、蒸馏水作参比，于 380 nm 波长处测量溶液的透光率。其透光率应符合表 1-7 中的规定（注意：检查杂散光应在校正波长以后进行）。

表 1-7 测量杂散光时规定的透光率值

试剂	ρ（g/mL）	λ（nm）	T
NaI	0.01	220	<0.8%
$NaNO_2$	0.05	380	<0.8%

【注意事项】

1. 玻璃吸收池只适用于波长 320 nm 以上及可见光区；石英吸收池适用于紫外光区和可见光区。

2. 石英吸收池毛玻璃面上方有箭头表示方向。每次测定时，样品吸收池与空白吸收池的方向应保持一致。

3. 配制 $K_2Cr_2O_7$ 溶液，应避免还原性杂质及对紫外光有吸收的杂质存在，所用溶剂应为蒸馏水。

【评分标准】

紫外-可见分光光度计的校正评分标准

考核要点			分值
实验准备 （20分）	着装	整齐、整洁	5
	仪器的准备	仪器是否正确	8
	试剂的准备	试剂是否正确	7
校正过程操作 （55分）	校正前准备	吸收池配对	10
		波长的校正	15
	校正	吸光度的校正	15
		杂散光的校正	5
	实验结束	仪器归位，并填写仪器使用记录	5
		整理试液、物品，恢复至原来位置，桌面是否清理整洁	5
记录及报告 （15分）	检验记录	原始记录及报告格式规范	5
		实验数据记录整洁、真实、完整	5
	检验报告	正确处理检测数据	5
职业素质 （10分）	文明操作	实验过程中保持台面整洁，无废液、纸屑等	2.5
		实验后台面恢复原状，试剂、仪器放回原处	2.5
	工作条理性	操作系统、流畅、有条理，能合理有序地安排时间	5
总　　分			100

单 元 测 试 题

一、单项选择题（下列每题的选项中，每个空只有 1 个是正确的，请将其代号填在括号中）

1. 根据称取物质的质量和称量精度的要求，选择适宜精度的天平。要求精密称定时，当取样量大于 100 mg，选用感量为（　　）的天平。

　　A. 0.1 mg 　　　　　B. 0.01 mg 　　　　　C. 0.001 mg 　　　　　D. 0.0001 mg

2. 测定水溶液的 pH 值（即 H^+ 活度）目前采用（　　）为指示电极，（　　）电极为参比电极，浸入待测溶液中组成原电池。

　　A. 玻璃电极 　　　　B. 饱和甘汞电极 　　　C. 银-氯化银电极 　　　D. 氟电极

3. 所用标准缓冲溶液的 pH_s 和待测溶液的 pH_x 相差应在（　　）个 pH 单位以内。

　　A. 1 　　　　　　　B. 2 　　　　　　　C. 3 　　　　　　　D. 4

4. 复合电极在不使用时，可将其充分浸泡在 3 mol/L 的（　　）溶液中。

　　A. 氯化镁 　　　　　B. 氯化钙 　　　　　C. 氯化钠 　　　　　D. 氯化钾

5. 使用熔点仪时，被测样品应一次填装 5 根毛细管，分别测定后取中间（　　）个读数的平均值作为测量结果。

　　A. 5 　　　　　　　B. 4 　　　　　　　C. 3 　　　　　　　D. 2

6. 不溶性微粒检测仪用于（　　）及小针剂中不溶性微粒的检测，输液器具的污染、滤除等检测。

　　A. 静脉滴注用注射液 　　　　　　　　B. 口服液

　　C. 所有注射液 　　　　　　　　　　　D. 混悬液

7. 使用显微镜一定要严格按照（　　）程序进行。

　　A. 取镜→安放→压片→对光→观察 　　　B. 取镜→安放→对光→压片→观察

　　C. 安放→取镜→对光→压片→观察 　　　D. 取镜→压片→对光→安放→观察

8. 用光学玻璃制成的吸收池只能用于（　　）。

　　A. 可见光区 　　　　B. 紫外光区 　　　　C. 紫外和可见光区 　　　D. 红外光区

9. 天平感量越小，灵敏度（　　）。

　　A. 越低 　　　　　　B. 越高 　　　　　　C. 不受影响 　　　　　D. 上下波动

10. 滴丸剂不加挡板检查溶散时限，包衣滴丸应在（　　）内全部溶散。

A. 1 h   B. 30 min   C. 2 h   D. 15 min

11. 缓释胶囊是指在规定的释放介质中缓慢地（　　）释放药物的胶囊剂。

     A. 缓慢   B. 快速   C. 非恒速   D. 恒速

12. 胶囊剂应密封贮存，其存放环境温度不高于（　　）℃。

     A. 22   B. 18   C. 30   D. 8

13. 中药硬胶囊剂应进行水分检查，除另有规定外，不得超过（　　）%。

     A. 9.0   B. 6.0   C. 12.0   D. 15.0

14. 含有毒剧药品的中药酊剂，每 100 mL 相当于原饮片（　　）g。

     A. 2～5   B. 10   C. 20   D. 1

15. 浸膏剂分为稠膏和干膏两种，每 1 g 相当于饮片或天然药物（　　）g。

     A. 2～5   B. 10   C. 20   D. 1

16. 除另有规定外，流浸膏剂每 1 mL 相当于饮片（　　）g。

     A. 2～5   B. 10   C. 20   D. 1

17. 饮片、食用植物油与红丹（铅丹）炼制成膏料，摊涂于裱背材料上制成的供皮肤贴敷的外用制剂称为（　　）。

     A. 黑膏药   B. 白膏药   C. 橡皮膏   D. 软膏

18. 在制作膏药时，含挥发性成分的饮片、矿物药，以及贵重药应研成细粉，于摊涂前加入，温度应不超过（　　）℃。

     A. 60   B. 50   C. 70   D. 40

19. 混悬型凝胶剂照粒度和粒度分布测定法测定，均不得检出大于（　　）μm 的粒子。

     A. 20   B. 180   C. 40   D. 50

20. 以下软膏剂基质不属于油脂性基质的是（　　）。

     A. 凡士林   B. 聚乙二醇   C. 石蜡   D. 羊毛脂

21. 乳膏剂应避光密封置于（　　）℃以下贮存，不得冷冻。

     A. 25   B. 8   C. 30   D. 22

22. 乳膏剂照粒度和粒度分布测定法测定，均不得检出大于（　　）μm 的粒子。

     A. 20   B. 180   C. 40   D. 50

23. 露剂是指含挥发性成分的饮片用（　　）制成的芳香水剂。

     A. 水蒸气蒸馏法   B. 稀释法   C. 回流法   D. 渗漉法

24. 在丸剂装量检查中，取供试品 10 袋（瓶），分别称定每袋（瓶）内容物的重量，每袋（瓶）装量与标示装量相比较，超出装量差异限度的不得多于（　　）袋（瓶）。

     A. 2   B. 1   C. 3   D. 5

25. 饮片、食用植物油与宫粉（铅粉）炼制成膏料，摊涂于裱背材料上制成的供皮肤贴敷的外用制剂称为（　　　）。

　　A. 黑膏药　　　　　B. 白膏药　　　　　C. 橡皮膏　　　　　D. 软膏

26. 装量为 0.30 g 及 0.30 g 以上的中药胶囊剂装量差异限度为（　　　）。

　　A. ±10%　　　　　B. ±6%　　　　　C. ±7.5%　　　　　D. ±20%

27. 三乙醇胺皂类为（　　　）类型的软膏基质。

　　A. 油包水型乳化剂　　　　　　　　B. 水包油型乳化剂

　　C. 油脂性基质　　　　　　　　　　D. 水溶性基质

二、多项选择题（下列每题的选项中，有 2 个或 2 个以上正确答案，少选或多选均不得分，请将其代号填在括号中）

1. 滴丸常用的冷凝介质有（　　　）。

　　A. 液状石蜡　　　　B. 植物油　　　　C. 甲基硅油　　　　D. 水

2. 下列中药制剂需进行乙醇量测定的有（　　　）。

　　A. 酒剂　　　　　　B. 酊剂　　　　　C. 浸膏剂　　　　D. 流浸膏剂

3. 酒剂制备可用（　　　）。

　　A. 浸渍法　　　　　B. 渗漉法　　　　C. 稀释法　　　　D. 溶解法

4. 酊剂制备可用（　　　）。

　　A. 溶解法　　　　　B. 稀释法　　　　C. 浸渍法　　　　D. 渗漉法

5. 浸膏剂用（　　　）制备，全部提取液应低温浓缩至稠膏状，加稀释剂或继续浓缩至规定的量。

　　A. 煎煮法　　　　　B. 稀释法　　　　C. 回流法　　　　D. 渗漉法

三、判断题（下列判断正确的请打"√"，错误的打"×"）

1. 电子天平后面都有一个水准泡。水准泡必须位于液腔中央，否则称量不准确。（　　　）

2. pH 值测量常采用相对测定法，即两次测量法测定溶液的 pH 值。（　　　）

3. 熔点是指一种物质按照规定的方法测定，由固体熔化成液体的温度，熔融同时分解的温度，不包括熔化时自初熔至全熔的一段温度。（　　　）

4. 熔点测定时，样品可不必干燥。（　　　）

5. 栓剂、阴道片在人体内、温度 37 ℃时融化，只有在融化情况下才能释放出有效成分发挥其治疗作用。（　　　）

6. 紫外-可见分光光度计按照光路顺序，基本组成为：光源、单色器、检测器、吸收池、讯号处理及显示器。（　　　）

7. 肠溶胶囊不溶于胃液，但能在肠液中崩解而释放活性成分。（　　　）

8. 酒剂是指饮片用乙醇提取制成的澄清液体制剂。 （ ）

9. 酒剂可加入适量的糖或蜂蜜调味。 （ ）

10. 酊剂在贮存期间允许有少量摇之易散的沉淀。 （ ）

11. 氢氧化铝凝胶剂是由分散的药物小粒子以网状结构存在于液体中，属两相分散系统，也称混悬型凝胶剂。 （ ）

单 元 测 试 题 答 案

一、单项选择题

1. A　　2. A，B　　3. C　　4. D　　5. C　　6. A　　7. B　　8. A　　9. B

10. A　　11. C　　12. C　　13. A　　14. B　　15. A　　16. D　　17. A　　18. C

19. B　　20. B　　21. A　　22. B　　23. A　　24. A　　25. B　　26. A　　27. B

二、多项选择题

1. ABCD　　2. ABD　　3. AB　　4. ABCD　　5. ACD

三、判断题

1. √　　2. √　　3. ×　　4. ×　　5. √　　6. ×　　7. √　　8. ×　　9. √

10. ×　　11. √

第 2 单元
检验准备

第一节　标准物质管理

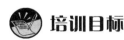**培训目标**

➢ 掌握对照品、对照药材、对照提取物及标准品的分类，熟悉其保管注意事项。掌握缓冲溶液、指示剂与指示液、标准溶液、滴定液的概念和应用范围。

➢ 能进行对照品、对照药材、对照提取物及标准品的保管。

➢ 能进行缓冲溶液、指示剂与指示液的配制。

➢ 能进行标准溶液、滴定液的配制。

一、对照品、对照药材、对照提取物及标准品的分类知识与保管注意事项

药品标准物质是指供药品质量标准中物理和化学测试及生物方法试验用，具有确定特性量值，用于校准设备、评价测量方法或者给供试药品赋值的材料或物质。

国家药品标准物质是国家药品标准的物质基础，是用来检查药品质量的一种特殊的专用量具，是测量药品质量的基准，是校正测试仪器与方法的物质标准，也是在药品检验中确定药品真伪优劣的对照。

国家药品标准物质根据测定方法和使用对象的不同，可分为生物标准物质和化学标准物质。由于使用要求不同，又把上述两类分为不同级别的标准物质，即国际、国家及工作用三级标准物质。化学标准物质根据不同用途分为含量测定对照物质（包括内标物）、纯度或杂

质检查用对照物质、鉴别用对照物质和校正仪器用对照物质。

药品标准物质分类如下。

1. 对照品

对照品是指用于药品鉴别、检查、含量测定的标准物质，是指含有单一成分、组合成分或混合组分，用于化学药品、抗生素、部分生化药品、药用辅料、中药材（含饮片）、提取物、中成药、生物制品（理化测定）等检验及仪器校准用的国家药品标准物质。

目前，中国食品药品检定研究院已能提供各类国家药品标准物质 1 430 种，其中，中药对照品、对照药材、对照提取物 504 种。

对于中国食品药品检定研究院已经发放提供的对照品，当使用方法相同时，应使用中国食品药品检定研究院提供的现行批号对照品，并提供其标签和使用说明书，说明其批号，不应使用其他来源的对照品。如使用方法与说明书使用方法不同，如定性对照品用作定量用、效价测定用标准品用作理化测定法定量、UV 法（紫外法）或容量法对照品用作色谱法定量等，应采用适当方法重新标定，并提供标定方法和数据；将色谱法含量测定用对照品用作 UV 法或容量法、定量用对照品用作定性等，则可直接应用，不必重新标定。

对照品标定的技术要求：纯度测定方法应选用色谱法，并采用两种以上不同分离机制或不同色谱条件并经验证的色谱方法相互验证比较，同时采用二极管阵列检测器或其他适宜方法检测 HPLC（高效液相色谱法）的色谱峰纯度，而后根据测定结果经统计分析确定对照品原料的纯度。

对于组分单一、纯度较高的药物，对照品标定方法宜首选可进行等当量换算、精密度高、操作简便快速的容量法。可根据药物分子所具有的官能团及其化学性质，选用不同的容量分析方法，但应符合如下条件。

（1）反应按一个方向进行完全。

（2）反应迅速，必要时可通过加热或加入催化剂等方法提高反应速度。

（3）共存物不得干扰主药反应，或能用适当方法消除。

（4）确定等当点的方法简单、灵敏。

（5）标化滴定液所用基准物质易得，并符合纯度高、组成恒定且与化学式符合、性质稳定（标定时不发生副反应）等要求。

标定方法的选择要关注如下事项。

一是供试品的取用量应满足滴定精度的要求（消耗滴定液约 20 mL）。

二是滴定终点的判断要明确，提供滴定曲线。如选用指示剂法，应考虑其变色敏锐度，并用电位法校准其终点颜色。

三是为排除因加入其他试剂而混入杂质对测定结果产生的影响，或便于剩余量滴定法的计算，可采用"将滴定的结果用空白试验校正"的办法。

四是要给出滴定度（采用 4 位有效数字）的推导过程。

标定结果要根据 3 个以上实验室各不少于 15 组测定结果经统计分析，去除离群值和可疑值后的结果，并报告可信限。

如该药物没有可进行等当量换算并符合要求的容量法时，可采用反复纯化的原料，将色谱法确定纯度后扣除有关物质、炽灼残渣、水分和挥发溶剂等后的理论含量确定为标准品含量，以此为基准进行对照品的换代和量值传递。

2. 对照药材

中药对照物质研究始于 1985 年，有关机构根据当时的《中国药典》及原卫生部、原国家食品药品监督管理局药品标准（中药成方制剂标准、新药转正标准、中药保健药品转国家药品标准、地方标准升国家药品标准等）收载使用对照物质的品种情况，已建立中药化学对照品、对照药材数百种，供中药材及中成药检验使用，同时也为中药新药研制、中药科研提供了大量对照物质，取得了显著的社会效益。历版《中国药典》收载中药标准物质见表 2-1。

表 2-1　　　　　　　　　　　历版《中国药典》收载中药标准物质

年版	中药化学对照品（种）	对照药材（种）	对照提取物（种）
1985	60	16	0
1990	100	39	0
1995	143	94	0
2000	207	152	0
2005	282	218	11
2010	463	369	16
2015	498	396	21

对照药材是指经鉴定、标化合格后，用于鉴别原料药及其制剂的对照物质（包括原药材及其粉末），它作为与中药化学对照物质并行的对照物质，应用于中药材或中成药的薄层鉴别。

对照药材是国家药品标准物质的一个重要组成部分，药品标准中规定使用的对照药材必须经过严格的标定。

中国食品药品检定研究院负责中药对照药材原料的采集、标定、制备、分发、贮藏及保管等工作。

中药对照药材应有学名鉴定，使用对照药材时，要注意与研制的新制剂中原料药材的一致性，尤其是多品种来源的中药材。

中药的伪品多为近缘植物，在制订质量标准时，最好进行正、伪品对比，选出有明显区别的薄层色谱展开系统，必要时增加伪品的检查项目。

对照药材的使用，可以弥补中药材、中成药薄层鉴别实验中仅以单体化学对照物质作为对照时出现的检验信息不足，从而提供更多的信息。如黄连和黄柏（盐酸小檗碱）。

对照药材的标定项目主要包括以下内容。

（1）品种的确定。中药对照药材品种是依据国家标准中薄层鉴别项下规定使用的药材品种而确定的，各品种均必须按规定鉴定植物种，以植物种确定发放的品种。

（2）原料的采集与收集。对照药材原料一般采用主流商品的道地药材，符合 GAP（中药材生产规范）规范要求栽培的优质中药材。

（3）生药学鉴定。生药学鉴定是指对药材进行性状、组织及粉末显微鉴定，确定药材的基原，须符合标准规定。

（4）检查项。按标准规定，除去杂质。

（5）薄层测定项。首先选择标准中规定的试验方法，其次根据药材的成分以不同于标准的提取方法或展开条件进行试验。被检药材必须检出与对照药材或标本具有一致的色谱行为，主要化学成分若有已知的化学对照品，则应与化学对照品具有一致的色谱斑点。

（6）含量测定项。按标准规定进行含量测定，应符合标准规定。

3．对照提取物

对照提取物是指经提取制备，含有多种主要有效成分或指标性成分，用于药材（含饮片）、提取物、中成药等鉴别或含量测定的国家药品标准物质。

中药对照物质的选择原则：新建标准物质必须考虑其制备、标定、保存和分发使用的可能性，专属性强、稳定性强、可大量制备。

候选对照提取物的制备要求：候选对照提取物的制备应对所需的原料、制备工艺、工艺参数等及得率进行详细研究。

以植、动物为原料提取、纯化的对照提取物，应对原料的基原（包括植、动物的科名、拉丁学名和药用部位）、投料量、粉碎、提取的条件（包括溶剂、用量、温度、次数等）、纯化的条件（包括萃取的溶剂及其用量、色谱的方法、填料、洗脱剂及其用量）、干燥的条件等工艺参数及得率进行详细研究。

对照提取物的标定要求如下。

（1）原料的来源、提取部位及制备工艺应明确。

（2）主成分比例及含量相对固定。

（3）理化特征换批间应一致（溶解度、相对密度、折光率、旋光度等）。

（4）一般采用色谱方法进行鉴别，首选 TLC（薄层色谱法）鉴别。

（5）对采用 TLC 分离效果差的对照提取物，可考虑采用 HPLC 鉴别。

（6）对于挥发油或主要含挥发性成分的提取物，可采用 GC（气相色谱法）鉴别。

（7）采用 TLC 进行鉴别，应对供试品溶液的制备方法、薄层板、展开系统、检测方法、点样量等进行比较、考察，确定分离度好、检测灵敏度高的方法。

（8）采用 HPLC 进行鉴别，应对供试品溶液的制备方法、色谱柱、流动相、柱温、流速、进样量、检测方法等进行考察。采用 GC 进行鉴别，应对供试品溶液的制备方法、色谱柱、进样口温度、柱温、载气流速、检测器温度、进样量等进行考察。

（9）指纹图谱或特征图谱检测用对照提取物应建立指纹图谱或特征图谱检测标准。可采用 HPLC 或 GC 建立指纹图谱或特征图谱，并对化合物结构明确的色谱峰进行指认。

（10）对照提取物指纹图谱与首批对照提取物指纹图谱比较，其相似度应大于 0.95。为了确保指纹图谱的重现性，一般选择化学对照品或内标物作为参照物。采用 HPLC 建立指纹图谱或特征图谱，应对参照物溶液的制备方法、供试品溶液的制备方法、色谱柱、流动相、柱温、流速、进样量、检测方法等进行考察，并对结构明确的色谱峰进行指认。采用 GC 建立特征图谱或指纹图谱，应对参照物溶液的制备方法、供试品溶液的制备方法、色谱柱、进样口温度、柱温、载气流速、检测器温度、进样量等进行考察，并对结构明确的色谱峰进行指认，建立对照指纹图谱。

（11）用于多成分含量测定的对照提取物应进行含量测定。采用色谱方法测定主要成分的含量。含量测定用化学对照品作为对照，测定提取物中相应组分的含量。采用协作标定结果的统计值作为标准物质的含量值。应对对照品溶液的制备方法、供试品溶液的制备方法、色谱条件与系统适用性试验、标准曲线及线性范围、精密度、重复性、稳定性及准确度等进行考察。总可控成分含量不得低于 80%。

4. 标准品

标准品是指用于生物检定、抗生素或生化药品中含量或效价测定的标准物质，以效价单位（U）表示。其制备与标定应符合《生物制品国家标准物质制备和标定规程》要求，并由国务院药品监督管理部门指定的机构分发。企业工作标准品或参考品必须经国家标准品或参考品标化后方能使用。

（1）生物测定用标准物质效价单位的含义与表示方法

1）效价单位。效价单位是生物测定中表达药效强弱或活性物质含量的一种公认的计量单位。

2）标准物质效价单位的规定。在规定的实验条件下，把对于某种动物产生一定强度的药理反应的药量作为该药品的效价单位。例如，胰岛素一个国际单位的定义是能使一定条件的实验家兔的血糖下降至 45 mg/100 mL 所需的胰岛素的最少量。又如，脑垂体后叶缩宫素，0.5 mg 相当于 1IU。

（2）标准品的类别

1）国际标准品（IS）。IS 单位是由世界卫生组织（WHO）邀请有条件的国家检定机构或药厂参加协作标定，最后由生物测定专家委员会通过决定的。表示药物效价强度的单位称为国际单位（IU），以 IU /mg、IU/mL、IU/安瓿表示。以国际单位表示效价的标准品称国际参考标准品（IRP），不以国际单位表示效价的标准品称国际生物参考试剂（IRR）。

2）国家标准品。由各国指定的机构选定一批性质完全相同的药物与国际标准品进行比较，定出它的效价，统一向全国发放，此为国家标准品。我国的国家标准品由中国食品药品检定研究院统一制备和发放。

3）工作参考标准品。由各标准品使用单位选定一批性质完全相同的药物与国家标准品进行比较，定出它的效价，仅限于在本单位使用，此为工作参考标准品。

（3）对照品与标准品的区别。对照品与标准品是两个不同的概念。对照品是指用于鉴别、检查、含量测定的标准物质。而标准品是指用于生物检定、抗生素或生物药品中含量或效价测定的标准物质，以效价单位（U）表示。有的药品可能既有对照品，又有标准品。但即使是同一种物质的标准品和对照品，它们的规格、标定方法以及用途都可能是不同的。例如，当用微生物法测定头孢克洛的效价时，取头孢克洛标准品，而用 HPLC 或 UV 法测定时，则用对照品；当把非那西丁用作熔点校准物质时，用熔点标准品，而测定含量时，则用对照品。

二、缓冲溶液的配制

缓冲溶液是一类能够抵制外界加入的少量酸和碱的影响，维持 pH 值基本不变的溶液。该溶液的这种抗 pH 变化的作用称为缓冲作用。缓冲溶液通常是由一或两种化合物溶于溶剂（即纯水）所得的溶液，溶液内所溶解的溶质（化合物）称为缓冲剂，调节缓冲剂与溶剂的配比即可制得不同 pH 值的缓冲溶液。

各种生化样品的分离纯化和分析鉴定，都有适合的 pH 值，因此，在生物化学的各种研究工作和生物技术的各种开发工作中，深刻地了解各种缓冲剂的性质，准确恰当地选择和配制各种缓冲溶液，精确地测定溶液的 pH 值，就是非常重要的基础实验工作。常用缓冲溶液如下。

1. 磷酸盐缓冲溶液

磷酸盐是生物化学研究中使用最广泛的一种缓冲剂，由于它们是二级解离，有两个 pK_a 值，所以用它们配制的缓冲溶液，pH 值范围最宽。

NaH_2PO_4：$pK_{a1}=2.12$，$pK_{a2}=7.21$。

Na_2HPO_4：$pK_{a1}=7.21$，$pK_{a2}=12.32$。

配酸性缓冲溶液：用 NaH_2PO_4，pH＝1～4。

配中性缓冲溶液：用混合的两种磷酸盐，pH＝6～8。

配碱性缓冲溶液：用 Na_2HPO_4，pH＝10～12。

用钾盐比钠盐好，因为低温时钠盐难溶，钾盐易溶，但若配制 SDS - 聚丙烯酰胺凝胶电泳的缓冲溶液时，只能用磷酸钠而不能用磷酸钾，因为 SDS（十二烷基硫酸钠）会与钾盐生成难溶的十二烷基硫酸钾。

（1）磷酸盐缓冲溶液的优点

1）容易配制成各种浓度的缓冲溶液。

2）适用的 pH 值范围宽。

3）pH 值受温度的影响小。

4）缓冲溶液稀释后 pH 值变化小，如稀释 10 倍后 pH 值的变化小于 0.1。

（2）磷酸盐缓冲溶液的缺点

1）易与常见的钙、镁离子及重金属离子缔合生成沉淀。

2）会抑制某些生物化学过程，如对某些酶的催化作用会产生某种程度的抑制作用。

2. Tris（三羟甲基氨基甲烷）缓冲溶液

Tris 缓冲溶液在生物化学研究中使用得越来越多，有超过磷酸盐缓冲溶液的趋势，如在 SDS - 聚丙烯酰胺凝胶电泳中已使用 Tris 缓冲溶液，而很少再用磷酸盐缓冲溶液。Tris 缓冲溶液的常用有效 pH 值范围是在中性范围。

Tris - HCl 缓冲溶液：pH＝7.5～8.5。

Tris - 磷酸盐缓冲溶液：pH＝5.0～9.0。

（1）配制常用 Tris 缓冲溶液的方法。若配制 1 L 0.1 mol/L 的 Tris - HCl 缓冲溶液，应先称取 12.11 g Tris 碱溶于 950～970 mL 无离子水中，边搅拌边滴加 4 mol/L 的 HCl，用 pH 计测定溶液 pH 值至所需的 pH 值，然后再加水补足到 1 L。

（2）Tris - HCl 缓冲溶液的优点

1）由于 Tris 碱的碱性较强，所以可只用这一种缓冲体系配制由酸性到碱性的大范围 pH 值的缓冲溶液。

2）对生物化学过程干扰很小，不与钙、镁离子及重金属离子发生反应而产生沉淀。

（3）Tris - HCl 缓冲溶液的缺点

1）缓冲溶液的 pH 值受溶液浓度影响较大，缓冲液稀释 10 倍，pH 值的变化大于 0.1。

2）温度效应大，温度变化对缓冲溶液 pH 值的影响很大。例如，4 ℃时缓冲溶液的 pH＝8.4，而 37 ℃时的 pH＝7.4，所以一定要在使用温度下进行配制，室温下配制的 Tris - HCl 缓冲溶液不能用于 0～4 ℃。

3）易吸收空气中的 CO_2，所以配制的缓冲溶液要盖严密封。

4）此缓冲溶液对某些 pH 电极会产生一定的干扰作用，所以要使用与 Tris 溶液具有兼容性的电极。

3. 有机酸缓冲溶液

这一类缓冲溶液多数是用羧酸与它们的盐配制而成的，pH 值范围为酸性，即 pH＝3.0～6.0，最常用的是甲酸、乙酸、柠檬酸、琥珀酸等。

甲酸-甲酸盐缓冲溶液很有用，因其挥发性强，使用后可以用减压法除之。乙酸-乙酸钠和柠檬酸-柠檬酸钠缓冲体系也使用较多，柠檬酸有三个 pK_a 值：$pK_{a1}＝3.10$，$pK_{a2}＝4.75$，$pK_{a3}＝6.40$。琥珀酸有两个 pK_a 值：$pK_{a1}＝4.18$，$pK_{a2}＝5.60$。

有机酸缓冲溶液的缺点是：所有这些羧酸都是天然的代谢产物，因而对生化反应过程可能起到干扰作用；柠檬酸盐和琥珀酸盐可以和过渡金属离子（铁离子、锌离子、镁离子等）结合而使缓冲溶液受到干扰；这类缓冲溶液易与钙离子结合，所以样品中有钙离子时，不能用这类缓冲溶液。

4. 硼酸盐缓冲溶液

硼酸盐缓冲溶液使用的有效 pH 范围是：pH＝8.5～10.0，因而它是碱性范围内最常用的缓冲溶液。其优点是配制方便，只使用一种试剂，缺点是能与很多代谢产物形成络合物，尤其是能与糖类的羟基反应生成稳定的复合物而使缓冲溶液受到干扰。

5. 氨基酸缓冲溶液

氨基酸缓冲溶液使用范围较宽，即 pH＝2.0～11.0。常用的缓冲溶液如下。

甘氨酸- HCl 缓冲溶液：pH＝2.0～5.0。

甘氨酸- NaOH 缓冲溶液：pH＝8.0～11.0。

甘氨酸- Tris 缓冲溶液：pH＝8.0～11.0。此缓冲溶液用作广泛使用的 SDS -聚丙烯酰胺凝胶电泳的电极缓冲溶液。

组氨酸缓冲溶液：pH＝5.5～6.5。

甘氨酰胺缓冲溶液：pH＝7.8～8.8。

甘氨酰甘氨酸缓冲溶液：pH＝8.0～9.0。

（1）氨基酸缓冲溶液的优点。能够为细胞组分和各种提取液提供更接近天然的环境。

（2）氨基酸缓冲溶液的缺点

1）氨基酸缓冲溶液与羧酸盐和磷酸盐缓冲体系相似，也会干扰某些生物化学反应过程，如代谢过程等。

2）试剂价格较高。

6. 两性离子缓冲溶液

两性离子缓冲溶液又称 Good's 缓冲溶液，1960 年，N. E. Good 和他的同事们总结了现有的各种缓冲试剂的优缺点后认为，必须用人为设计和人工合成的方法来找到专门用于生命科学研究的特定的缓冲体系，于是合成了一系列 Good's 缓冲溶液。

（1）Good's 缓冲溶液的优点。Good's 缓冲溶液不参加和不干扰生物化学反应过程，对酶化学反应等无抑制作用，所以它们专门用于细胞器和极易变性的、对 pH 敏感的蛋白质的研究工作。

（2）Good's 缓冲溶液的缺点

1）Good's 缓冲溶液价格昂贵。

2）Good's 缓冲溶液对测定蛋白质含量的双缩脲法和 Lowry 法不适用，因为它们会使空白管的颜色加深。

三、指示剂与指示液的配制

指示剂是指示滴定终点的试剂。在各类滴定过程中，随着滴定剂的加入，被滴定物质和滴定剂的浓度都在不断变化，在等当点附近，离子浓度会发生较大变化，能够对这种离子浓度变化做出显示（如改变溶液颜色、生成沉淀等）的试剂就叫指示剂。指示剂一般分为酸碱指示剂、氧化还原指示剂、金属指示剂、吸附指示剂等。

指示液常用来检验溶液的酸碱性，或在滴定分析中用来指示滴定终点，或在环境检测中检验有害物。

《中国药典》中规定指示剂与指示液的配制方法如下。

1. 乙氧基黄叱精指示液

取乙氧基黄叱精 0.1 g，加乙醇 100 mL 使之溶解，即得。变色范围：pH3.5～5.5（红→黄）。

2. 二甲基黄指示液

取二甲基黄 0.1 g，加乙醇 100 mL 使之溶解，即得。变色范围：pH2.9～4.0（红→黄）。

3. 二甲基黄-亚甲蓝混合指示液

取二甲基黄与亚甲蓝各 15 mg，加三氯甲烷 100 mL，振摇使之溶解（必要时微温），滤过，即得。

4. 二甲基黄-溶剂蓝 19 混合指示液

取二甲基黄与溶剂蓝 19 各 15 mg，加三氯甲烷 100 mL 使之溶解，即得。

5. 二甲酚橙指示液

取二甲酚橙 0.2 g，加水 100 mL 使之溶解，即得。

6. 二苯偕肼指示液

取二苯偕肼 1 g，加乙醇 100 mL 使之溶解，即得。

7. 儿茶酚紫指示液

取儿茶酚紫 0.1 g，加水 100 mL 使之溶解，即得。变色范围：pH6.0～7.0～9.0（黄→紫→紫红）。

8. 中性红指示液

取中性红 0.5 g，加水使之溶解成 100 mL，滤过，即得。变色范围：pH6.8～8.0（红→黄）。

9. 孔雀绿指示液

取孔雀绿 0.3 g，加冰醋酸 100 mL 使之溶解，即得。变色范围：pH0.0～2.0（黄→绿），pH11.0～13.5（绿→无色）。

10. 石蕊指示液

取石蕊粉末 10 g，加乙醇 40 mL，回流煮沸 1 h，静置，倾去上层清液，再用同一方法处理 2 次，每次用乙醇 30 mL，残渣用水 10 mL 洗涤，倾去洗液，再加水 50 mL 煮沸，放冷，滤过，即得。变色范围：pH4.5～8.0（红→蓝）。

11. 甲基红指示液

取甲基红 0.1 g，加 0.05 mol/L 氢氧化钠溶液 7.4 mL 使之溶解，再加水稀释至 200 mL，即得。变色范围：pH4.2～6.3（红→黄）。

12. 甲基红-亚甲蓝混合指示液

取 0.1%甲基红的乙醇溶液 20 mL，加 0.2%亚甲蓝溶液 8 mL，摇匀，即得。

13. 甲基红-溴甲酚绿混合指示液

取 0.1%甲基红的乙醇溶液 20 mL，加 0.2%溴甲酚绿的乙醇溶液 30 mL，摇匀，即得。

14. 甲基橙指示液

取甲基橙 0.1 g，加水 100 mL 使之溶解，即得。变色范围：pH3.2～4.4（红→黄）。

15. 甲基橙-二甲苯蓝 FF 混合指示液

取甲基橙与二甲苯蓝 FF 各 0.1 g，加乙醇 100 mL 使之溶解，即得。

16. 甲基橙-亚甲蓝混合指示液

取甲基橙指示液 20 mL，加 0.2%亚甲蓝溶液 8 mL，摇匀，即得。

17. 甲酚红指示液

取甲酚红 0.1 g，加 0.05 mol/L 氢氧化钠溶液 5.3 mL 使之溶解，再加水稀释至 100 mL，即得。变色范围：pH7.2～8.8（黄→红）。

18. 甲酚红-麝香草酚蓝混合指示液

取甲酚红指示液 1 份与 0.1％麝香草酚蓝溶液 3 份，混合，即得。

19. 四溴酚酞乙酯钾指示液

取四溴酚酞乙酯钾 0.1 g，加冰醋酸 100 mL 使之溶解，即得。

20. 对硝基酚指示液

取对硝基酚 0.25 g，加水 100 mL 使之溶解，即得。

21. 刚果红指示液

取刚果红 0.5 g，加 10％乙醇 100 mL 使之溶解，即得。变色范围：pH3.0～5.0（蓝→红）。

22. 苏丹Ⅳ指示液

取苏丹Ⅳ 0.5 g，加三氯甲烷 100 mL 使之溶解，即得。

23. 含锌碘化钾淀粉指示液

取水 100 mL，加碘化钾溶液（3→20）5 mL 与氯化锌溶液（1→5）10 mL，煮沸，加淀粉混悬液（取可溶性淀粉 5 g，加水 30 mL 搅匀制成），随加随搅拌，继续煮沸 2 min，放冷，即得。本液应在凉处密闭保存。

24. 邻二氮菲指示液

取硫酸亚铁 0.5 g，加水 100 mL 使之溶解，加硫酸 2 滴与邻二氮菲 0.5 g，摇匀，即得。本液应临用新制。

25. 间甲酚紫指示液

取间甲酚紫 0.1 g，加 0.01 mol/L 氢氧化钠溶液 10 mL 使溶解，再加水稀释至 100 mL，即得。变色范围：pH7.5～9.2（黄→紫）。

26. 金属酚指示液（邻甲酚酞络合指示液）

取金属酞 1 g，加水 100 mL 使之溶解，即得。

27. 茜素磺酸钠指示液

取茜素磺酸钠 0.1 g，加水 100 mL 使之溶解，即得。变色范围：pH3.7～5.2（黄→紫）。

28. 荧光黄指示液

取荧光黄 0.1 g，加乙醇 100 mL 使之溶解，即得。

29. 耐尔蓝指示液

取耐尔蓝 1 g，加冰醋酸 100 mL 使之溶解，即得。变色范围：pH10.1～11.1（蓝→红）。

30. 钙黄绿素指示剂

取钙黄绿素 0.1 g，加氯化钾 10 g，研磨均匀，即得。

31. 钙紫红素指示剂

取钙紫红素 0.1 g，加无水硫酸钠 10 g，研磨均匀，即得。

32. 亮绿指示液

取亮绿 0.5 g，加冰醋酸 100 mL 使之溶解，即得。变色范围：pH0.0～2.6（黄→绿）。

33. 姜黄指示液

取姜黄粉末 20 g，用冷水浸渍 4 次，每次 100 mL，除去水溶性物质后，残渣在 100 ℃ 干燥，加乙醇 100 mL，浸渍数日，滤过，即得。

34. 结晶紫指示液

取结晶紫 0.5 g，加冰醋酸 100 mL 使之溶解，即得。

35. 萘酚苯甲醇指示液

取 α-萘酚苯甲醇 0.5 g，加冰醋酸 100 mL 使之溶解，即得。变色范围：pH8.5～9.8（黄→绿）。

36. 酚酞指示液

取酚酞 1 g，加乙醇 100 mL 使之溶解，即得。变色范围：pH8.3～10.0（无色→红）。

37. 酚磺酞指示液

取酚磺酞 0.1 g，加 0.05 mol/L 氢氧化钠溶液 5.7 mL 使之溶解，再加水稀释至 200 mL，即得。变色范围：pH6.8～8.4（黄→红）。

38. 铬黑 T 指示剂

取铬黑 T 0.1 g，加氯化钠 10 g，研磨均匀，即得。

39. 铬酸钾指示液

取铬酸钾 10 g，加水 100 mL 使之溶解，即得。

40. 偶氮紫指示液

取偶氮紫 0.1 g，加二甲基甲酰胺 100 mL 使之溶解，即得。

41. 淀粉指示液

取可溶性淀粉 0.5 g，加水 5 mL 搅匀后，缓缓倾入 100 mL 沸水中，随加随搅拌，继续煮沸 2 min，放冷，倾取上层清液，即得。本液应临用新制。

42. 硫酸铁铵指示液

取硫酸铁铵 8 g，加水 100 mL 使之溶解，即得。

43. 喹哪啶红指示液

取喹哪啶红 0.1 g，加甲醇 100 mL 使之溶解，即得。变色范围：pH1.4～3.2（无色→红）。

44. 碘化钾淀粉指示液

取碘化钾 0.2 g，加新制的淀粉指示液 100 mL 使之溶解，即得。

45. 溴甲酚紫指示液

取溴甲酚紫 0.1 g，加 0.02 mol/L 氢氧化钠溶液 20 mL 使之溶解，再加水稀释至 100 mL，即得。变色范围：pH5.2～6.8（黄→紫）。

46. 溴甲酚绿指示液

取溴甲酚绿 0.1 g，加 0.05 mol/L 氢氧化钠溶液 2.8 mL 使之溶解，再加水稀释至 200 mL，即得。变色范围：pH3.6～5.2（黄→蓝）。

47. 溴酚蓝指示液

取溴酚蓝 0.1 g，加 0.05 mol/L 氢氧化钠溶液 3.0 mL 使之溶解，再加水稀释至 200 mL，即得。变色范围：pH2.8～4.6（黄→蓝绿）。

48. 溴麝香草酚蓝指示液

取溴麝香草酚蓝 0.1 g，加 0.05 mol/L 氢氧化钠溶液 3.2 mL 使之溶解，再加水稀释至 200 mL，即得。变色范围：pH6.0～7.6（黄→蓝）。

49. 溶剂蓝 19 指示液

取 0.5 g 溶剂蓝 19，加冰醋酸 100 mL 使之溶解，即得。

50. 橙黄Ⅳ指示液

取橙黄Ⅳ 0.5 g，加冰醋酸 100 mL 使之溶解，即得。变色范围：pH1.4～3.2（红→黄）。

51. 曙红钠指示液

取曙红钠 0.5 g，加水 100 mL 使之溶解，即得。

52. 麝香草酚酞指示液

取麝香草酚酞 0.1 g，加乙醇 100 mL 使之溶解，即得。变色范围：pH9.3～10.5（无色→蓝）。

53. 麝香草酚蓝指示液

取麝香草酚蓝 0.1 g，加 0.05 mol/L 氢氧化钠溶液 4.3 mL 使之溶解，再加水稀释至 200 mL，即得。变色范围：pH1.2～2.8（红→黄），pH8.0～9.6（黄→紫蓝）。

四、标准溶液的配制

标准溶液是指含有某一特定浓度的参数的溶液，在容量分析中用作滴定剂，以滴定被测物质。

标准溶液的配制方法有两种：一种是直接法，即准确称量基准物质，溶解后定容至一定体积；另一种是标定法，即先配制成近似需要的浓度，再用基准物质或用标准溶液来进行标定。

如果试剂符合基准物质的要求（组成与化学式相符、纯度高、稳定），可以直接配制标准溶液，即准确称出适量的基准物质，溶解后配制在一定体积的容量瓶内。可由下式计算应称取的基准物质的质量。

$$W = MV \cdot 基准物质的摩尔质量$$

式中，M 和 V 分别为所需配制的溶液的摩尔浓度和体积。利用上式可计算出标准溶液的浓度。

如果试剂不符合基准物质的要求，则先配成近似于所需浓度的溶液，然后再用基准物质准确地测定其浓度，这个过程称为溶液的标定。

1. 配制标准溶液用试剂的技术要求

（1）配制标准溶液所用的水，在没有注明其他要求时，应符合《分析实验室用水规格和试验方法》（GB/T 6682—2008）中三级水的规格要求。

（2）配制标准溶液所用试剂应在分析纯以上，工作中所用天平砝码、滴定管、容量瓶及移液管需定期校正。

（3）配制标准溶液所用试剂应易溶于水，配成的溶液保存时应稳定，保存时易挥发和起其他副反应的试剂不能用来配制标准溶液。

2. 标定用基准试剂的技术要求

（1）基准物质的纯度必须符合要求，一般含量要求在 99.9% 以上。

（2）基准试剂无论是固体还是液体，其保存时应稳定，易挥发和风化的物质不能用作基准试剂。

（3）基准物质应溶于水，与被测物溶液之间的反应必须是迅速且定量进行的，与被测物溶液发生可逆反应的不能用作基准试剂。

（4）基准物质的分子量越大越好，因分子量大要求称样量也大，可减少称样引起的误差。

3. 标定标准溶液的原则

（1）标定标准溶液所用水应该是去离子蒸馏水或去二氧化碳的纯水。

（2）标定标准溶液后浓度应以基准物质标定为准，两者相对偏差不得大于 0.2%。

（3）滴定成品或原料用标准溶液的标定，采用双人复标法，平行标定试验不得少于 8 次，两人各做四平行，每人四平行测定结果的极差与平均值之比不得大于 0.1%，两人测定结果平均值之差不得大于 0.1%，结果取最终平均值，浓度值取 4 位有效数字。

（4）用于生产中控的标准溶液可采用标定一种方法，但必须测定 4 次以上，取其中 3 个以上结果在允许误差范围内的结果之平均值作为标定的最后结果。

（5）制备的标准溶液的浓度与规定浓度相对误差不得大于 5％。

（6）配制浓度低于或等于 0.02 mol/L 的标准溶液时，应于临用前将浓度高的标准溶液用煮沸并冷却的水稀释，必要时重新标定。

（7）标定溶液时的温度和使用温度最好接近，否则应给予温度校正。

（8）标定所用的基准试剂一定要烘至恒重。

4. 标定标准溶液的误差要求

（1）标定标准溶液的绝对误差不得超过 0.1％，其允许误差如下。

0.1 mol/L 标准溶液允许误差为 0.000 1 mol/L。

0.5 mol/L 标准溶液允许误差为 0.000 5 mol/L。

1.0 mol/L 标准溶液允许误差为 0.001 mol/L。

（2）标准浓度以 4 位有效数字给出。

5. 标准溶液浓度表示规定

（1）溶液浓度要求一律用国家法定计量单位，分析室主要使用物质的量浓度、百分比浓度和体积比浓度。

（2）物质的量浓度表示方法为 mol/L，意为每升溶液中含该物质的摩尔数。

（3）百分比浓度表示方法为％，意为每单位质量或体积中含有该物质的质量数或体积数。

（4）体积比浓度表示方法为 $a：b$，意为 a 份该物质体积加入 b 份溶剂中。

6. 标准溶液的贮存、保管规定

（1）存装标准溶液的容器必须洗净，用蒸馏水洗 3 次，烘干。

（2）标准溶液应存放在阴凉的地方，免于日光照射，使用前要摇匀，以使浓度保持不变。

（3）易氧化的溶液应放在棕色瓶中，不准用橡皮塞盖住瓶口；装碱性标准溶液的瓶子，为了防止吸收空气中的 CO_2，要求在瓶塞上装有吸收 CO_2 的碱石棉。

（4）从瓶中取出标准溶液后，不管剩余多少，不得再倒入原标准溶液瓶中，取完溶液后应立即盖上瓶塞。

（5）标准溶液标好后，应该定期复标，以防止浓度改变而造成分析上的误差。

（6）标定好的溶液应随时贴上标签，标签上应该包括：名称、浓度、标定时间和有效时间。

（7）常用标准溶液贮存时间不得超过以下建议时间，否则应全部重新标定并换新的标签。$NaNO_2$ 不超过 10 天，$FeSO_4$、$KMnO_4$ 不超过 15 天，$NaOH$、HCl、$EDTA$、$Hg（NO_3）_2$

不超过 30 天。

7．常用标准溶液的配制与标定

（1）氢氧化钾标准溶液配制

1）配制标准溶液。称取 5.61 g KOH，定溶到 1 000 mL 的容量瓶中；或称取 2.81 g KOH，定溶到 500 mL 的容量瓶中。

2）标定。准确称取 105～110 ℃下干燥至恒重的基准邻苯二甲酸氢钾 0.6 g，加入 80 mL 新沸后放凉的温水，使之溶解，加 2 滴酚酞指示液，用本溶液滴定至溶液呈粉红色，所用溶液体积 V，0.5 min 不褪色。再做一次空白试验，所用溶液体积 V_1。$c(KOH) = m / [(V - V_1) \times 0.204\ 2]$。$m$ 为邻苯二甲酸氢钾的质量，0.204 2 为与 1.00 mL 氢氧化钾标准溶液（1.000 mol/L）相当的以克表示的邻苯二甲酸氢钾的质量。

3）酚酞指示剂（10 g/L）配置。称取 1 g 酚酞，溶入适量的乙醇中，再稀释至 100 mL。

（2）硫代硫酸钠标准溶液配制

1）0.01 mol/L 硫代硫酸钠标准溶液配制。称取 2.6 g 硫代硫酸钠（$Na_2S_2O_3 \cdot 5H_2O$）（或 1.6 g 无水硫代硫酸钠），加 0.02 g 无水碳酸钠，溶于 1 000 mL 水中，缓缓煮沸 10 min，冷却。放置 2 周后过滤。

2）标定。称取 0.015 g 120 ℃±2 ℃下干燥至恒重的工作基准试剂重铬酸钾，置于碘量瓶中，溶于 25 mL 水，加 1 g 碘化钾及 20 mL 硫酸溶液（20%）摇匀，于暗处放置 10 min。加 150 mL 水（5～20 ℃），用配制好的硫代硫酸钠溶液滴定，近终点时加 2 mL 淀粉指示液（10 g/L），继续滴定至溶液由蓝色变为亮绿色，同时做空白试验。

硫代硫酸钠标准滴定溶液的浓度 $[c(Na_2S_2O_3)]$，数值以摩尔每升（mol/L）表示，按下式计算：

$$c(Na_2S_2O_3) = \frac{m \times 1\ 000}{(V_1 - V_2) \times M}$$

式中　m——重铬酸钾的质量，g；

　　　V_1——硫代硫酸钠溶液的体积，mL；

　　　V_2——空白试验硫代硫酸钠溶液的体积，mL；

　　　M——重铬酸钾的摩尔质量，g/mol [$M(1/6K_2Cr_2O_7) = 49.031$ g/mol]。

五、滴定液的配制

滴定液是指在容量分析中用于滴定被测物质含量的标准溶液，具有准确的浓度（取 4 位有效数字）。滴定液的浓度以 mol/L 表示。滴定液的浓度值与其名义值之比，称为 F 值，常用于容量分析中的计算。

1. 滴定液的配制方法

滴定液的配制方法有间接配制法与直接配制法两种，应根据规定选用，并遵循下列有关规定。

（1）所用溶剂"水"是指蒸馏水或去离子水，在未注明有其他要求时，应符合《中国药典》中"纯化水"项下的规定。

（2）采用间接配制法时，溶质与溶剂的取用量均应根据规定量进行称取或量取，制成后滴定液的浓度值应为其名义值的 0.95～1.05；如在标定中发现其浓度值不在其名义值的 0.95～1.05 范围时，应加入适量的溶质或溶剂予以调整。当配制量大于 1 000 mL 时，其溶质与溶剂的取用量均应按比例增加。

（3）采用直接配制法时，其溶质应采用基准试剂，并按规定条件干燥至恒重后称取，取用量应为精密称定（精确至 4～5 位有效数字），并置于 1 000 mL 量瓶中，加溶剂溶解并稀释至刻度，摇匀。配制过程中应有核对人，并在记录中签名以示负责。

（4）配制浓度等于或低于 0.02 mol/L 的滴定液时，除另有规定外，应于临用前精密量取浓度等于或大于 0.1 mol/L 的滴定液适量，加新沸后放凉的冷水或规定的溶剂定量稀释制成。

（5）配制成的滴定液必须澄清，必要时可滤过；并按《中国药典》中该滴定液项下的"贮藏"条件贮存，经规定的标定方法标定其浓度后方可使用。

2. 标定

标定是指根据规定的方法，用基准物质或已标定的滴定液准确测定滴定液浓度（mol/L）的操作过程，应严格遵照《中国药典》中该滴定液项下的方法进行标定，并应遵循下列有关规定。

（1）工作中所用分析天平及其砝码、滴定管、量瓶、移液管等，均应检定合格；其校正值与原标示值之比的绝对值大于 0.05％时，应在计算中采用校正值予以补偿。

（2）标定工作宜在 10～30 ℃下进行，并应在记录中注明标定时的室内温度。

（3）所用基准物质应采用基准试剂，取用时应先用玛瑙乳钵研细，并按规定条件干燥，置于干燥器中放冷至室温后，精密称取（精确至 4～5 位数）；有引湿性的基准物质宜采用减量法进行称重。如是以另一已标定的滴定液作为标准溶液，通过"比较"进行标定，则另一已标定的滴定液的取用应为精密量取（精确至 0.01 mL），用量除另有规定外应等于或大于 20 mL，其浓度应按《中国药典》规定准确标定。

（4）根据滴定液的消耗量选用适宜容量的滴定管。滴定管应洁净，玻璃活塞应密合、旋转自如，盛装滴定液前，应先用少量滴定液淋洗 3 次，盛装滴定液后，宜用小烧杯覆盖管口。

（5）标定中，宜从滴定管的起始刻度开始滴定。滴定液的消耗量，除另有特殊规定外，应大于 20 mL，读数应估计到 0.01 mL。

（6）标定中的空白试验是指在不加供试品或以等量溶剂替代供试液的情况下，按同法操作和滴定所得的结果。

（7）标定工作应由初标者（一般为配制者）和复标者在相同条件下各做平行试验 3 次。各项原始数据经校正后，根据计算公式分别进行计算。3 次平行试验结果的相对平均偏差，除另有规定外，不得大于 0.1%；初标平均值和复标平均值的相对偏差也不得大于 0.1%；标定结果按初、复标的平均值计算，取 4 位有效数字。

（8）直接法配制的滴定液，其浓度应按配制时基准物质的取用量（准确至 4～5 位有效数字）与量瓶的容量（加校正值）以公式进行计算，最终取 4 位有效数字。

（9）临用前按稀释法配制浓度等于或低于 0.02 mol/L 的滴定液，除另有规定外，其浓度可按原滴定液（浓度等于或大于 0.1 mol/L）的标定浓度与取用量（加校正值），以及最终稀释成的容量（加校正值），计算而得。

3. 贮存与使用

（1）滴定液在配制后应按《中国药典》规定的"贮藏"条件贮存，一般宜采用质量较好的具玻璃塞的玻璃瓶。

（2）应在滴定液贮存瓶外的醒目处贴上标签，写明滴定液名称及其标示浓度；并在标签下方加贴如下内容：配制或标定日期、室温浓度、校正因子（F 值）、配制者、标定者、复标者等。

（3）经标定的滴定液，除另有规定外，可在 3 个月内使用，过期应重新标定。当标定与使用时的室温相差未超过 10 ℃时，除另有规定外，其浓度值可不加温度补正值；室温之差超过 10 ℃时，应加温度补正值，或重新标定。

第二节　取样和留样

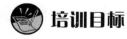 培训目标

➤ 熟悉《药品生产质量管理规范》（GMP）对洁净厂房的要求。

➤ 熟悉稳定性试验留样的意义和方法，了解稳定性试验数据分析的原理。

➤ 能根据 GMP 的要求对人员、环境进行清洁。

➤ 能进行有洁净度要求样品的取样。

> ➤ 能进行有洁净度要求取样环境的清场。

> ➤ 能进行稳定性试验留样。

> ➤ 能对稳定性试验数据进行汇总和数据分析。

一、取样

 相关链接

《药品生产质量管理规范》（GMP）对洁净室的要求如下。

第四十八条　应当根据药品品种、生产操作要求及外部环境状况等配置空调净化系统，使生产区有效通风，并有温度、湿度控制和空气净化过滤，保证药品的生产环境符合要求。

洁净区与非洁净区之间、不同级别洁净区之间的压差应当不低于 10 帕斯卡。必要时，相同洁净度级别的不同功能区域（操作间）之间也应当保持适当的压差梯度。

口服液体和固体制剂、腔道用药（含直肠用药）、表皮外用药品等非无菌制剂生产的暴露工序区域及其直接接触药品的包装材料最终处理的暴露工序区域，应当参照"无菌药品"附录中 D 级洁净区的要求设置，企业可根据产品的标准和特性对该区域采取适当的微生物监控措施。

第四十九条　洁净区的内表面（墙壁、地面、天棚）应当平整光滑、无裂缝、接口严密、无颗粒物脱落，避免积尘，便于有效清洁，必要时应当进行消毒。

第五十条　各种管道、照明设施、风口和其他公用设施的设计和安装应当避免出现不易清洁的部位，应当尽可能在生产区外部对其进行维护。

1. 对空气悬浮粒子的基本要求

洁净室的洁净度级别以环境内单位体积空气中含大于或等于某粒径的悬浮粒子数来评定。

测试人员应选择与空气洁净度级别要求相适应的穿戴方式。测试仪器为悬浮粒子测定仪，仪器应检定合格且在使用有效期内。测试前，测试仪器要进行表面清洁消毒，或使用无菌仪器罩，以免造成对洁净室的污染。测试宜在操作人员撤离现场且净化系统正常运行半小时以上时开始。采样点的数目及其布置力求均匀，并不得少于最少采样点数目。悬浮粒子测试最少采样点数目：$N_L = \sqrt{A}$。式中，N_L 为最少采样点数目，A 为洁净室面积（m²）。对任何洁净区域，采样点的数目不得少于 2 个，总采样次数不得少于 5 次。每个采样点的采样次数可以多于一次，且不同采样点的采样次数可以不相同。悬浮粒子检测结果要求见表 2-2。

表2-2 　　　　　　　　　　　　　　　悬浮粒子检测结果要求

洁净度级别	每立方米悬浮粒子最大允许个数（个）	
	大于等于0.5 μm的粒子	大于等于5 μm的粒子
A级	3 500	0
B级	350 000	2 000
C级	3 500 000	20 000
D级	10 500 000	60 000

正常运行的生产用洁净区每年进行1次洁净级别确认（一般同空调系统验证同步进行），超过一年没使用的洁净区在使用前需更换空调系统关键部分，重新进行洁净级别确认。应根据检测结果定期更换空气过滤装置。

在正常生产的每个生产周期生产前、生产后各进行一次测定，生产后的测试选择在生产人员撤离15 min后开始。A级区、B级区的关键操作区进行在线连续监测。

被测试区域的负责部门需在此区域清洁符合规定，空调运行正常，温湿度、压差符合规定并正常运行规定时间后向品管部请验并注明拟测试日期和时间。新建车间、大修复产车间在开工前及其他影响悬浮粒子的情况下由生产单位向品管部送请验单，并附洁净室（区）平面分布图，品管部将按要求对其环境进行测试。测试结果不符合规定不得进行生产，测试符合规定后，方可投入生产。

2. 对微生物限度的基本要求

（1）沉降菌测试。沉降菌测试是通过自然沉降原理收集在空气中的生物粒子于培养基平皿，经若干时间，在适宜的条件下让其繁殖到可见的菌落并进行计数，以平板培养皿中的菌落数来判定洁净环境内的活微生物数，并以此来评定洁净室（区）的洁净度。

测试方法：以无菌方式将3个大豆酪蛋白琼脂培养基（TSA）或《中国药典》认可的其他培养基平板带入无菌操作室，在操作区台面左、中、右各放1个；打开平板盖，在空气中暴露30 min以上，动态测试暴露时间不大于4 h，然后将平板盖好，置32.5 ℃±2.5 ℃培养48 h，取出检查，3个平板上生长的菌落数平均小于1个/皿。

（2）浮游菌测试。浮游菌是指悬浮在空气中的活微生物粒子。浮游菌测试是指收集悬游在空气中的生物性粒子于专门的培养基，经若干时间，在适宜的生长条件下让其繁殖到可见的菌落并进行计数，从而判定洁净环境内单位体积空气中的活微生物数，以此来评定洁净室（区）的洁净度。

（3）标准要求。洁净度为100级的区域，浮游菌平均浓度每立方米应小于等于5个；洁净度为10 000级的区域，浮游菌平均浓度每立方米应小于等于100个；洁净为100 000级区域的，浮游菌平均浓度每立方米应小于等于500个。

（4）表面接触菌及手套菌测试。在每次无菌检查实验过程中，应动态监测表面接触菌及手套菌，以此来评定实验过程中所用实验器材、器皿表面的消毒或杀菌的效果。

测试方法：以无菌方式将采样所需数目的大豆酪蛋白琼脂培养基（TSA）或《中国药典》认可的其他培养基平板带入无菌室。用无菌脱脂棉擦拭实验用器具表面，然后将脱脂棉均匀涂布于采样平板培养基的表面。实验人员在样品瓶消毒或其他准备工作结束后，无菌检查关键操作步骤开始前，应再用消毒剂消毒手套，在无菌检查关键操作完成后，将双手接触指面涂抹于另一采样平板的培养基的表面。将采样平板置于 30～35 ℃培养箱中倒置培养 48 h，取出检查。

（5）出入无菌实验室的管理规定。进入无菌室应按规定换鞋，坐在双面鞋橱上，将工作鞋按鞋橱编号存放在外橱。转身向里按鞋橱编号从内橱取出拖鞋穿上，进入第一更衣室。将自己的隔离工作服脱下。在缓冲间，先用纯化水湿润双手，将手伸到洗液盒下，待洗液滴入手中，手离开洗液盒，双手揉擦至产生泡沫，清洁每一手指和手指之间，去除手掌的污迹，用毛刷剔除指甲污垢，用纯化水冲尽手上的泡沫、污垢、皮屑，仔细检查手的各部位，并对可能遗留的污渍重新洗涤，再清洗脸及手腕，用无菌抹布擦干脸、手腕，用无菌抹布蘸 75％的酒精进行手部消毒，再将手伸到烘手器下将手烘干，进入第二更衣室。在换鞋区换上已消毒的鞋，手在 0.025％洗必泰溶液洗手盆中，浸泡 1 min 后，用 75％的酒精进行手部消毒，在无菌衣存柜内取出无菌衣，先戴好衬帽，再穿无菌衣，穿戴整齐后，用 75％的酒精进行手部消毒，在烘手器下将手烘干，从无菌衣袋中取出 PE 手套戴好进入无菌检验室。

（6）注意事项

1）无菌衣帽应清洁卫生，头发应全部塞入帽中，领、袖口扎好，不露内衣，戴口罩应符合要求。

2）工作人员的隔离衣要保持清洁卫生，定期进行清洗、灭菌。

3）洁净区域工作服不得穿离本区域，工作人员在离开无菌室时，按与进入无菌室相反的更衣顺序执行更衣程序。

4）若有特殊情况需佩戴眼镜进入洁净区，工作人员的眼镜必须在 0.05％洗必泰溶液中浸泡 10 min，再用 75％的酒精进行擦拭、消毒。

5）擦脸、擦手用的无菌抹布不许重复使用。用完后应洗涤、灭菌。

3. 非无菌原料药及中药制剂的洁净度要求

（1）《药品生产质量管理规范》（GMP）中对于非无菌原料药的洁净度要求如下。

1）非无菌原料药精制、干燥、粉碎、包装等生产操作的暴露环境应当按照 D 级洁净区的要求设置。

2）质量标准中有热原或细菌内毒素等检验项目的，厂房的设计应当特别注意防止微生物污染，根据产品的预定用途、工艺要求采取相应的控制措施。

3）质量控制实验室通常应当与生产区分开。当生产操作不影响检验结果的准确性，且检验操作对生产也无不利影响时，中间控制实验室可设在生产区内。

4）设备所需的润滑剂、加热或冷却介质等，应当避免与中间产品或原料药直接接触，以免影响中间产品或原料药的质量。当任何偏离上述要求的情况发生时，应当进行评估和恰当处理，保证对产品的质量和用途无不良影响。

5）生产宜使用密闭设备，密闭设备、管道可以安置于室外。使用敞口设备或打开设备操作时，应当有避免污染的措施。

6）使用同一设备生产多种中间产品或原料药品种的，应当说明设备可以共用的合理性，并有防止交叉污染的措施。

7）难以清洁的设备或部件应当专用。

8）设备的清洁应当符合以下要求。

①同一设备连续生产同一原料药或阶段性生产连续数个批次时，宜间隔适当的时间对设备进行清洁，防止污染物（如降解产物、微生物）的累积。如有影响原料药质量的残留物，更换批次时，必须对设备进行彻底的清洁。

②非专用设备更换品种生产前，必须对设备（特别是从粗品精制开始的非专用设备）进行彻底的清洁，防止交叉污染。

③对残留物的可接受标准、清洁操作规程和清洁剂的选择，应当有明确规定并说明理由。

9）非无菌原料药精制工艺用水至少应当符合纯化水的质量标准。

（2）《药品生产质量管理规范》（GMP）中药制剂附录中对于中药制剂的洁净度要求如下。

1）中药制剂的质量与中药材和中药饮片的质量、中药材前处理和中药提取工艺密切相关。应当对中药材和中药饮片的质量以及中药材前处理、中药提取工艺严格控制。在中药材前处理以及中药提取、贮存和运输过程中，应当采取措施控制微生物污染，防止变质。

2）中药材和中药饮片的取样、筛选、称重、粉碎、混合等操作易产生粉尘的，应当采取有效措施，以控制粉尘扩散，避免污染和交叉污染，如安装捕尘设备、排风设施或设置专用厂房（操作间）等。中药材前处理的厂房内应当设拣选工作台，工作台表面应当平整、易清洁，不产生脱落物。中药提取、浓缩等厂房应当与其生产工艺要求相适应，有良好的排风、水蒸气控制及防止污染和交叉污染等设施。

3）中药提取、浓缩、收膏工序宜采用密闭系统进行操作，并在线进行清洁，以防止污染和交叉污染。采用密闭系统生产的，其操作环境可在非洁净区；采用敞口方式生产的，其操作环境应当与其制剂配制操作区的洁净度级别相适应。

4）浸膏的配料、粉碎、过筛、混合等操作，其洁净度级别应当与其制剂配制操作区的洁净度级别一致。中药饮片经粉碎、过筛、混合后直接入药的，上述操作的厂房应当能够密闭，有良好的通风、除尘等设施，人员、物料进出及生产操作应当参照洁净区管理。

5）中药注射剂浓配前的精制工序应当至少在 D 级洁净区内完成。非创伤面外用中药制剂及其他特殊的中药制剂可在非洁净厂房内生产，但必须进行有效的控制与管理。

6）中药标本室应当与生产区分开。

7）在生产过程中应当采取以下措施防止微生物污染。

①处理后的中药材不得直接接触地面，不得露天干燥。

②应当使用流动的工艺用水洗涤拣选后的中药材，用过的水不得用于洗涤其他药材，不同的中药材不得同时在同一容器中洗涤。

8）毒性中药材和中药饮片的操作应当有防止污染和交叉污染的措施。

9）中药材洗涤、浸润、提取用水的质量标准不得低于饮用水标准，无菌制剂的提取用水应当采用纯化水。

10）中药提取用溶剂需回收使用的，应当制定回收操作规程。回收后，溶剂的再使用不得对产品造成交叉污染，不得对产品的质量和安全性有不利影响。

4. 有洁净度要求中药原料药及中药制剂的取样

（1）中药原料药的原辅料及中药材在仓库待验区直接取样。

（2）取样方法

1）对破碎的、粉末状的或大小在 1 cm 以下的药材，可用采样器（探子）抽取供试品，每一包件至少在 2～3 个不同部位各取样品 1 份，包件大的应从 10 cm 以下的深处在不同部分分别抽取。每一包件的取样量：一般药材抽取 100～500 g；粉末状药材抽取 25～50 g；贵重药材抽取 5～10 g；对包件较大或个体较大的药材，可根据实际情况抽取有代表性的样品。

2）将抽取的样品混匀，即为抽取样品总量。抽取样品总量超过取样量时，可按四分法再取样。即将所有样品摊成正方形，依对角线画"×"，使其分为四等份，取用对角两份；再如上操作，反复数次直至最后剩余量足够完成所有必要的检验以及留样为止，置符合要求的盛器中，密封备用。

3）中药材取样完毕后将已取样的包件复原或重新包装，贴好取样证，放回相应的库房待验区。

4）中药材取样结束后将取样器具移至洗涤间，用生活饮用水将器具上的药粉等冲洗干净，至最后洗涤水澄清无色，再用纯化水冲洗 3 次，倒置晾干备用；中药材取用器具在晾干后置洁净塑料袋中密封保存。

5）中药原料药的取样方法同固体制剂。

二、留样观察及稳定性试验

1. 留样观察

《药品生产质量管理规范》（GMP）规定：企业按规定保存的、用于药品质量追溯或调查的物料、产品样品为留样。用于产品稳定性考察的样品不属于留样。

留样的目的只限于物料与产品质量的追溯与调查。留样通常只在以下情况发挥作用：一是产品在流通、使用等环节，被监管部门依法抽样检测，发现质量问题后，与生产企业进行相关确认。此时，留样可以成为企业是否需要申请复检的依据之一。如果留样检测出现同样的质量缺陷，企业就应该转入相关的偏差调查与处理。二是产品在流通、使用等环节，出现对使用者身体的疑似伤害甚至导致使用者死亡，此时需要对生产企业及其涉及的产品进行追溯调查。三是产品在流通、使用过程中出现质量争议时，留样可以作为相关证据，用于调查取证。

企业质量部门的中心检验室应设立留样观察室，建立物料、中间产品和成品的留样观察制度，明确规定留样品种、批数、数量、观察项目、观察时间等，并指定专人进行留样观察，填写留样观察记录，建立留样台账。定期做好总结，并报有关领导。

留样观察要求如下。

（1）留样观察方式。留样观察一般分为重点留样观察和一般留样观察。

（2）留样范围

1）重点留样。新产品或新工艺变革产品、质量不稳定的产品、质量标准改革或升级的产品、生产过程出现异常的产品、使用者来信有疑问的产品、从未生产过的品种（待工艺稳定后）留3批。

2）一般留样。成品每批均需留样，应留到有效期后1年。

3）原料（中药材）。首次进货、改变供应商、产品在生产时发现怀疑是原料引起的质量问题等应留样。

4）包装材料。印字包装每版、印字包装首次进货时应留样。

（3）留样的数量（以能满足留样检验为限）。重点留样：每年根据留样范围及生产的实际情况决定重点留样的批次，除特殊情况外，每种产品留3批，每批留足有效期后1年的检测量，如在观察期内发现质量不稳定应增加抽样批次和数量。

（4）留样观察频次。0个月、3个月、6个月、9个月、12个月、18个月、24个月、36个月。

（5）留样观察项目

1）重点留样。0个月所有品种按质量标准的规定全项检验。其他月除装量外，其他项目全部检验。

2）一般留样。观察外观、性状，如有明显变化，要查找原因或做有关项目检查。

3）原料。经中药材成品检验分析，问题来源于原料时应针对该项目进行检验。如成品检验无异常只观察性状。

4）印字包装材料。检查外观、颜色。

（6）留样保存期

1）原料。原料一般留样 3 个月，中药材留样 1 年。

2）成品。成品一般留样至有效期后 1 年，重点留样品种已到考察期未变质的产品，留 1 批继续观察直至变质为止，为公司提供质量变化依据。

3）印字包装材料。留样 1 年。

（7）记录规范与保存

1）重点留样。按照留样检验周期，到期由留样观察员将样品分发到各检验员手中，检验记录由留样观察员统一汇总归档。

2）一般留样。每剂型装订一本，每批按留样观察频次观察性状一次并记录。

3）留样观察应填写留样申请单和留样登记表。

留样申请单内容包括：文件编号、代号、品名、批号、规格、日期、留样的法定样及实验样、需要的样品量及理由、申请人签名、留样员签名、填写申请单日期等。

留样登记表内容包括：文件编号、日期、代号、品名、批号、数量单位、留样量、经手人等。

4）留样观察还要填写留样观察记录，并建立留样台账。

留样观察记录内容包括：文件编号、保存条件（温度、相对湿度）、留样位置（柜、行、号）、留样日期、产品规格、留样批号、观察项目、观察结果（0 个月、3 个月、6 个月、9 个月、12 个月、18 个月、24 个月、36 个月）、结论及操作人。

留样台账内容包括：文件编号、产品名称、批号、化验日期、留样年限、检验项目、检验人及结论。

（8）留样观察室的场地应能满足留样要求，并有足够的样品存放设施，有温、湿度测试装置和记录。留样量要满足留样期间测试所需的样品量。

（9）产品留样期间如出现异常质量变化，应填写留样样品质量变化通知单，报送质量管理部门负责人，由质量管理部门负责人呈报有关领导及部门采取必要的措施。

2. 稳定性试验

（1）稳定性试验目的。稳定性试验的目的是考察原料药或药物制剂在温度、湿度、光线的影响下随时间变化的规律，为药品的生产、包装、储存、运输条件提供科学依据，同时通过试验建立药品的有效期。

质量管理部门应开展对原料、中间产品及成品质量稳定性的考察，根据考察结果来评价原料、中间产品及成品的质量稳定性，为确定物料储存期和有效期提供数据。

（2）稳定性试验内容

1）加速破坏试验，预测样品的有效期。

2）样品在规定的保存条件下观察若干年限的检测结果。

（3）稳定性试验基本要求

1）稳定性试验包括影响因素试验、加速试验与长期试验。影响因素试验用一批原料药进行。加速试验与长期试验要求用3批供试品进行。

2）原料药供试品应是一定规模生产的，供试品量相当于制剂稳定性试验所要求的批量，原料合成工艺路线、方法、步骤应与大生产一致。药物制剂供试品应是放大试验的产品，其处方与工艺应与大生产一致。药物制剂如片剂、胶囊剂，每批放大试验的规模，片剂至少应为10 000片，胶囊剂至少应为10 000粒。大体积包装的制剂（如静脉输液等）每批放大规模的数量至少应为各项试验所需总量的10倍。特殊品种、特殊剂型所需数量，根据情况另定。

3）供试品的质量标准应与临床前研究及临床试验和规模生产所使用的供试品质量标准一致。

4）加速试验与长期试验所用供试品的包装应与上市产品一致。

5）研究药物稳定性要采用专属性强、准确、精密、灵敏的药物分析方法与有关物质（含降解产物及其他变化所生成的产物）的检查方法，并对方法进行验证，以保证药物稳定性结果的可靠性。在稳定性试验中，应重视降解产物的检查。

6）由于放大试验比规模生产的数量要小，故生产企业从放大试验转入大规模生产时，对最初通过生产验证的3批大规模生产的产品仍需进行加速试验与长期试验。

（4）中药制剂稳定性试验方法

1）加速试验。此项试验是在超常的条件下进行的，其目的是通过加速中药的化学或物理变化，探讨中药的稳定性，为中药审评、工艺改进、包装、运输及贮存提供必要的资料。供试品要求3批，按市售包装，在温度40 ℃±2 ℃，相对湿度75％±5％的条件下放置6个月。所用设备应能控制温度±2 ℃，相对湿度±5％，并能对真实温度与湿度进行监测。在试验期间第1个月、2个月、3个月、6个月末各取样一次，按稳定性重点考察项目检测。在上述条件下，如6个月内供试品经检测不符合制定的质量标准，则应在中间条件下，即温度30 ℃±2 ℃、相对湿度60％±5％的情况下进行加速试验，时间仍为6个月。合剂、糖浆剂、搽剂、酒剂、流浸膏剂、注射液等含水性介质的制剂可不要求相对湿度。加速试验建议采用隔水式电热恒温培养箱（20～60 ℃）。箱内放置具有一定相对湿度饱和盐溶液的干燥器，设备应能控制所需的温度，且设备内各部分温度应该均匀，并适合长期使用。也可采用恒湿恒温箱或其他适宜设备。

对温度特别敏感的中药制剂，预计只能在冰箱（4～8 ℃）内保存使用，此类中药制剂的加速试验可在温度 25 ℃±2 ℃、相对湿度 60%±10% 的条件下进行，时间为 6 个月。合剂、糖浆剂、搽剂、酒剂、酊剂、浸膏剂、流浸膏剂、软膏、眼膏、膏药剂、栓剂、气雾剂、露剂、橡胶膏剂、巴布膏剂、洗剂、泡腾片及泡腾颗粒宜直接采用温度 30 ℃±2 ℃、相对湿度 60%±5% 的条件进行试验。对于包装在半透性容器中的中药制剂，如塑料袋装溶液，塑料瓶装滴眼剂、滴鼻剂等，则应在相对湿度 20%±2% 的条件下进行试验。

2）长期试验。长期试验在接近中药的实际贮存条件下进行，其目的是为制定中药的有效期提供依据。供试品 3 批，市售包装，在温度 25 ℃±2 ℃、相对湿度 60%±10% 的条件下放置 12 个月。每 3 个月取样一次，分别于 0 个月、3 个月、6 个月、9 个月、12 个月，按稳定性重点考察项目进行检测。12 个月以后，仍需继续考察，分别于 18 个月、24 个月、36 个月取样进行检测。将结果与 0 个月比较以确定药品的有效期。由于实测数据的分散性，一般应按 95% 可信限进行统计分析，得出合理的有效期。如 3 批统计分析结果差别较小，则取其平均值为有效期限；若差别较大，则取其最短的为有效期。数据表明很稳定的药品，不进行统计分析。对温度特别敏感的中药制剂，长期试验可在温度 6 ℃±2 ℃ 的条件下放置 12 个月，按上述时间要求进行检测。12 个月以后，仍需按规定继续考察，制定在低温贮存条件下的有效期。此外，有些中药制剂还应考察使用过程中的稳定性。

3）稳定性重点考察项目。稳定性重点考察项目见表 2-3。

表 2-3　　　　　　　　　　　　稳定性重点考察项目表

剂型	稳定性重点考察项目
药材提取物	性状、鉴别、含量、吸湿性
丸剂、滴丸剂	性状、鉴别、含量、水分（丸剂）、溶散时限、微生物限度
散剂	性状、鉴别、含量、外观均匀度、水分、微生物限度
颗粒剂	性状、鉴别、含量、粒度、水分、粒度、溶化性、微生物限度
片剂	性状、鉴别、含量、崩解时限、融变时限（阴道片）、发泡量（阴道片泡腾片）、微生物限度
锭剂	性状、鉴别、含量、微生物限度
煎膏剂	性状、鉴别、含量、相对密度、不溶物、微生物限度
胶剂	性状、鉴别、含量、水分、溶化性、异物、微生物限度
糖浆剂、合剂	性状、鉴别、含量、相对密度、pH、微生物限度
贴膏剂	性状、鉴别、含量、含膏量（贴剂不做）、黏附力、耐热试验（橡胶膏剂）、赋形性试验（巴布膏剂）

续表

剂型	稳定性重点考察项目
胶囊剂	性状、鉴别、含量、水分、崩解时限、微生物限度
酒剂	性状、鉴别、含量、总固体、甲醇量、微生物限度
酊剂	性状、鉴别、含量、乙醇量、微生物限度
流浸膏剂、浸膏剂	性状、鉴别、含量、相对密度、乙醇量（流浸膏剂）、微生物限度
膏药	性状、鉴别、含量、软化点
凝胶剂	性状、鉴别、含量、微生物限度
软膏剂	性状、鉴别、含量、粒度、微生物限度
露剂	性状、鉴别、含量、pH、微生物限度
茶剂	性状、鉴别、含量、水分、溶化性、微生物限度
注射剂	性状、鉴别、含量、可见异物、有关物质、pH、不溶性微粒、无菌
搽剂	性状、鉴别、含量、pH、相对密度及折光率（油剂）、微生物限度
栓剂	性状、鉴别、含量、融变时限、微生物限度
鼻用制剂、眼用制剂	如为溶液，应考察性状、鉴别、含量、可见异物（滴眼剂）、pH、微生物限度等；如为半固体，应考察性状、鉴别、含量、粒度、微生物限度等
气雾剂、喷雾剂	性状、鉴别、每揿主药含量、微生物限度
洗剂、涂膜剂	性状、鉴别、含量、pH、相对密度、乙醇量、微生物限度

第三节　技能训练

训练　0.1 mol/L NaOH 滴定液的配制与标定（250 mL）

【操作准备】

本训练在化学分析实验室内进行。

1. 设备仪器

分析天平、250 mL 容量瓶、聚乙烯塑料瓶、刻度吸管、烧杯、锥形瓶、碱式滴定管、吸耳球等。

2. 药品试剂

NaOH 饱和溶液、新沸蒸馏水、邻苯二甲酸氢钾、酚酞指示液等。

【操作步骤】

步骤一　配制

（1）NaOH 饱和溶液的制备：取 NaOH 适量，加水溶解使其成饱和溶液，冷却后置聚乙烯塑料瓶中，静置数日，澄清后备用。

（2）NaOH（0.1 mol/L）的配制：取澄清的 NaOH 饱和溶液 1.4 mL 置于 250 mL 容量瓶中，加新沸蒸馏水稀释至刻度，摇匀。

步骤二　标定

取 105 ℃干燥至恒重的基准物邻苯二甲酸氢钾约 0.6 g 于锥形瓶中，精密称定，加新沸蒸馏水 50 mL，振摇，使其溶解。加酚酞指示液 2 滴，用本滴定液滴定至浅粉色，记下消耗的体积，平行测定 3 次。

步骤三　数据记录与结果

（1）初标。

	测定次数	1	2	3
氢氧化钠滴定溶液标定	m_{KHP}（g）			
	消耗 NaOH 体积 V（mL）			
	空白实验 V_0（mL）			
	测得 NaOH 的浓度 c（mol/L）			
	平均值 $\bar{c}$（mol/L）			
	相对平均偏差（mol/L）			

（2）复标。以 2 次初标的结果作为一组数据，相互复标，计算相对偏差与浓度平均值。

【注意事项】

1. NaOH 为强腐蚀性试剂，操作中应注意安全。

2. 试剂应按要求配制，需静置和新鲜使用的，分别进行处理。

3. 平行测定 3 次，分别记录。

【评分标准】

0.1 mol/L NaOH 滴定液的配制与标定（250 mL）评分标准

考核要点			分值
实验准备（20 分）	着装	整齐、整洁	3
	仪器的准备与清洗	仪器选用是否正确	3
		玻璃仪器清洗的顺序是否正确，是否清洗干净，需要干燥处理的玻璃仪器是否符合要求	4
	试药与试液的准备	选用试药的规格是否正确	5
		试液的配制方法是否正确	5

续表

		考核要点	分值
检验过程操作 （55 分）	标定操作	正确称取标准物质	10
		正确准备供试液与标准液	10
		正确判断滴定终点	15
		正确记录各种数据	5
		正确计算滴定结果	5
	实验结束	仪器归位，并填写仪器使用记录	5
		整理试液、物品，恢复至原来位置，桌面是否清理整洁	5
记录及报告 （15 分）	检验记录	原始记录及报告格式规范	5
		实验数据记录整洁、真实、完整	5
	检验报告	正确处理检测数据	5
职业素质 （10 分）	文明操作	实验过程中保持台面整洁，无废液、纸屑等	2.5
		实验后台面恢复原状，试剂、仪器放回原处	2.5
	工作条理性	操作系统、流畅、有条理，能合理有序地安排时间	5
总　　分			100

单 元 测 试 题

一、单项选择题（下列每题的选项中，只有 1 个是正确的，请将其代号填在括号中）

1. 关于稳定性试验的基本要求叙述错误的是（　　　）。

　　A. 稳定性试验包括影响因素试验、加速试验与长期试验

　　B. 影响因素试验用一批原料药进行

　　C. 加速试验与长期试验要求用一批供试品进行

　　D. 供试品的质量标准应与各项基础研究及临床验证所使用的供试品质量标准一致

　　E. 加速试验与长期试验所用供试品的容器和包装材料及包装应与上市产品一致

2. 影响药物稳定性的环境因素不包括（　　　）。

　　A. 温度　　　　　　　　B. pH　　　　　　　　C. 光线　　　　　　　　D. 空气中的氧

　　E. 包装材料

3. 关于留样观察法的叙述，错误的是（　　　）。

　　A. 符合实际情况　　　　　　　　　　　B. 一般在室温下进行

C. 预测药物有效期　　　　　　　　D. 不能及时发现药物的变化及原因

二、多项选择题（下列每题的选项中，有 2 个或 2 个以上正确答案，少选或多选均不得分，请将其代号填在括号中）

1. 药物制剂稳定性试验方法有（　　　）。

A. 留样观察法　　　　B. 加速试验法　　　　C. 鲎试验法　　　　D. 转篮法

2. 影响药物制剂稳定性的外界因素有（　　　）等。

A. 温度　　　　　　　B. 氧气　　　　　　　C. 离子强度　　　　D. 光线

单 元 测 试 题 答 案

一、单项选择题

1. C　　2. B　　3. C

二、多项选择题

1. AB　　2. ABD

第3单元
中药鉴别

第一节 中药显微鉴别

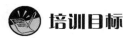 **培训目标**

➤ 掌握中药显微鉴别的常用方法。

➤ 能进行常用药材及饮片的显微鉴别并能绘制显微鉴别图谱。

显微鉴别法是指用显微镜对药材或饮片的切片、粉末、解离组织或表面制片及含饮片粉末的制剂中饮片的组织、细胞或内含物等方面的特征进行鉴别的一种方法。此法适用于药材或饮片性状鉴别特征不明显或外形相似而组织构造不同，或者药材或饮片呈粉末状或已破碎，不易辨认或区分的情况。

在进行显微鉴别时，要先将样品制成适于镜检的标本。对于完整的药材或饮片可制成各种切面的切片，对于粉末药材或饮片（包括丸、散等成方制剂）可直接装片或做适当处理后制片。根据观察、记录的样品显微特征与标准规定内容或与对照药材比较是否相符，断定其真伪或是否有掺伪，以及成方制剂投料的真实性。

一、仪器与用具

1. 仪器

生物光学显微镜（应配有目镜测微尺和载物台测微尺，最好具 2.5×或 4×物镜头和偏光装置）、显微摄影装置或显微描绘器、计算机联机装置及图像处理软件、滑走切片机、小型粉碎机、台式离心机、医用超声仪等。

2. 用具

（1）放大镜、刀片、解剖刀、镊子（包括粗镊及眼科弯镊与直镊）、剪（眼科剪与手术剪）、解剖针等。

（2）载玻片、盖玻片。

（3）吸湿器（即玻璃干燥器改装成底部放入蒸馏水并加微量苯酚防霉，上部瓷板放置药材样品，利用潮气润湿样品）、培养皿或小烧杯（放切片用，切片后的处理均可在其中进行）、酒精灯、铁三脚架、石棉网、滴瓶、试管、试管架、滴管、玻璃棒（粗与细）、乳钵、量筒等。

（4）毛笔（从刀上刷取切片用）、铅笔（HB、3H 或 6H 铅笔绘图用）、带盖搪瓷盘（装切片标本用）、纱布、绸布、滤纸、火柴等。

3. 试液

（1）水合氯醛试液。此液为常用封藏液，也是透化剂，可使干缩的细胞膨胀而透明，并能溶解淀粉粒、树脂、蛋白质、叶绿素及挥发油等，加热后透化效果更为明显。

（2）甘油醋酸试液（斯氏液）。此液为常用封藏液，专用于观察淀粉粒形态，可使淀粉粒保持原形，便于测量其大小。

（3）甘油乙醇试液。此液为封藏液，也是软化剂，常用于保存植物性材料及临时切片，有软化组织的作用。

（4）苏丹Ⅲ试液。此液可将木栓化、角质化的细胞壁及脂肪油、挥发油、树脂等染成红色或淡红色。

（5）钌红试液。此液可将黏液染成红色。此液应临用新制。

（6）间苯三酚试液。此液与盐酸合用，可将木化细胞壁染成红色或紫红色。

（7）碘试液。此液可将淀粉粒染成蓝色或紫色，可将蛋白质或糊粉粒染成棕色或黄棕色。

（8）硝铬酸试液。此液为常用的植物组织解离液，解离浸泡时间因样品的质地不同而异。

（9）α-萘酚试液。此液可将菊糖染成紫红色，并很快溶解。

（10）硝酸汞试液（米隆试液）。此液可将糊粉粒染成砖红色。

（11）氯化锌碘试液。此液用于检查木质化与纤维素细胞壁，前者显黄棕色，后者显蓝色或紫色。

二、显微镜的使用

1. 显微镜的结构

显微镜主要由机械部分与光学部分组成，虽然新型显微镜不断面市，但其原理及各部分的构造均大同小异。

机械部分主要包括镜座、镜臂、镜筒、载物台、物镜、转换器、焦距调节螺旋等。光学部分由一系列放大透镜组合而成，除了主要用于放大的透镜组外，尚有光密度调节装置、滤光片、光源装置等。

2. 显微镜的使用方法

（1）安放。把显微镜放在自己前面略偏左的桌面上，这样便于用左眼观察物像，用右眼看着画图。安放时镜筒向前，镜臂向后。

（2）对光。转动转换器，使低倍物镜正对通光孔，并使物镜前端与载物台有 2 cm 左右的距离。然后把反光镜对着光源，调节到视野的光亮程度合适。

（3）观察。把显微镜玻片标本放在载物台上，并使玻片上的标本对着通光孔的中心，再用压片夹夹住。然后慢慢地转动调焦螺旋，直到接近玻片为止。接着，用左眼向目镜内注视，同时反方向转动调焦螺旋，直到看清物像为止。

（4）放大。选好一个放大目标，把要放大的部分移到视野正中心，如果物像不清楚，转动调焦螺旋。换用高倍物镜观察时，高倍物镜顶端离玻片很近，稍不小心，镜头就会压到玻片，所以要特别小心。

（5）注意事项

1）使用显微镜观察时，应当注意"两先两后"，即先低倍、后高倍，先粗调、后微调。

2）使用显微镜应特别注意防尘、防潮与防腐。避免在载玻片上滴加过多液体试剂，以免试剂流出引起腐蚀。

3）在显微镜里看到的物像是倒像，因此，要使物像向上移动，就要向下移动玻片，要使物像向左移动，就要向右移动玻片。

三、组织鉴别

1. 横切或纵切制片

（1）药材或饮片的预处理。将应观察的部位切成适当大小的块或段，一般以宽 1 cm、长 3 cm 为宜，切面削平整。质地软硬适中的样品可直接进行切片，质地坚硬的样品需先使其软化后再切片。软化方法可采用放在吸湿器中闷润，或在水中浸软或煮软。经软化处理的材料，应检查软化是否合适，可用刀片切割材料，若较容易切下薄片，则表示软化适宜。有些根、根茎、茎及木类药材或饮片，质地较坚实，可将削平的切面浸于水中片刻，待表面润湿后取出，直接切片也能切成较完整的薄片。过于柔软的样品，可将其浸入 70%～95% 乙醇中约 20 min，待样品变硬些，再切片。对于细小、柔软而薄的药材或饮片，如种子或叶片，不便直接手持切片，可使用胡萝卜、土豆、软木塞或橡皮等夹持物，将夹持物一侧切一窄缝，使样品嵌入其中，再切片。叶类药材或饮片也可用质地松软的通草或向日葵的茎髓作夹持物。新鲜样品则直接浸入石蜡中，使样品外面包上一层石蜡，再切片。

在进行药材和饮片预处理时，应注意不能影响要观察的显微鉴别特征。如观察菊糖、黏液等，在软化、切片、装片等过程中，均不可与水接触，以免特征因溶解而消失；观察挥发油、树脂等，则不可与高浓度乙醇或其他有机溶剂接触。

（2）切片

1）徒手切片法。在检验工作中，此法最常用。此法操作简便、迅速，制成的切片可保持其细胞内含物的固有形态，便于进行各种显微化学反应观察。切片时，一手持刀片，另一手拇指和食指夹持样品，中指托着样品的底部，使样品略高出食、拇二指；肘关节应固定，使样品的切面保持水平，刀口向内并使刀刃自前向后切削，即可切得薄片。操作时，样品的切面和刀刃需经常加水或稀乙醇保持湿润，防止切片粘在刀片上。切好的切片用毛笔蘸水轻轻从刀片上推入盛有水或稀乙醇的培养皿中。

2）滑走切片机切片。此法不需要较高的技巧，只要了解掌握操作方法，短时间内即可学会并切出较薄的切片，适用于质地坚实、形状较大的药材样品，柔软的样品经冷冻处理也可切成较薄的切片。

切片前，应检查切片机是否稳固，并调试刀具。将切片刀夹持在夹刀器上夹紧，调整刀的角度（0°～15°），调整厚度调节器至所需厚度。把制备好的样品用两块软木夹住或直接放在切片机的材料固定架上夹紧、夹正，使样品露出软木块或固定器上端 0.5 cm，调整好样品高度，使刀刃靠近样品的切面且平行并略高于刀刃 0.5～1 mm。切片时，用右手握夹刀器柄，往操作者方向迅速拉动，切下的切片附着于刀的表面上，用毛笔蘸水把切片取下放于盛水的培养皿中。将刀推回原处，转动厚度推进器，用毛笔蘸水润湿样品切面及刀刃，再拉夹刀器柄，往返推拉，可得到许多厚度均匀、完整的切片。若切片不成功，应检查切片刀是否锋锐，否则应磨刀或换锋锐的切片刀；若切得太薄而破碎，则应逐渐增加厚度至能切得完整的薄片为度。

注意：夹持在材料固定架上的样品切面接近固定架上端时，必须注意防止切片刀的刀刃碰撞固定架而损毁切片刀。

（3）装片。选取薄而平整的切片置于载玻片上，根据所要观察的内容要求，滴加适宜的试液 1～2 滴，盖好盖玻片，即可在显微镜下观察。为防止面积较大的切片弯卷，可选取理想的切片，用两张载玻片夹住，放在水中浸 4 h 左右将切片压平，取出，置乙醇中固定，再以稀甘油装片观察。如需透化，可在载玻片上放有切片处滴加水合氯醛试液 1～2 滴，将载玻片于酒精灯火焰上方约 1～2 cm 处往返摆动加热，至边缘起小泡即停止加热，补充试液后再加热，直至切片透化完全为止。加热温度不宜过高，以防水合氯醛试液沸腾，使组织内带有气泡；加热时应不断移动载玻片，以免载玻片受热不匀而炸裂。透化后放冷，加甘油乙醇试液1～2滴，盖上盖玻片，贴上标签。冬季室温较低时，透化后可不放冷即滴加甘油乙醇试液，以防水合氯醛结晶析出而妨碍观察。

2. 表面制片

表面制片主要用于叶类、花类（萼片、花瓣）、果实类、草质茎及鳞茎类等药材或饮片的表面特征，如毛茸、气孔、表面细胞等的观察。质地菲薄的药材或饮片可以整体装片，较厚的药材或饮片则需撕下表皮装片。

（1）整体装片。整体装片适用于较薄的叶片、萼片和花瓣。剪取欲观察部位约 4 mm^2 的两小片，一正一反放在载玻片上，加水合氯醛试液，加热透化至透明为止，再滴加封藏液，盖上盖玻片，即得。

（2）表面撕离装片。凡较厚的或新鲜样品不便于整体装片的，多采用表面撕离装片。将软化或新鲜样品固定住，然后用镊子夹住要剥取撕离的部分，小心地撕离，或用解剖刀轻轻割（刮）去不需要的各层组织，只保留表皮层（上层或下层），将欲观察的表皮表面层朝上，置于载玻片上，加水合氯醛试液加热透化后，再滴加封藏液，盖上盖玻片，即得。

3. 解离组织制片

解离组织制片适用于厚壁组织或输导组织等的单个细胞的显微观察。将样品切成段（长约 5 mm，直径约 2 mm）或片（厚约 1 mm），观察纤维或导管等最好切成纵长的小段。

根据细胞壁的性质，按照下列方法之一进行处理。对于薄壁组织占大部分、木化组织少或分散存在的样品，采用氢氧化钾法；若样品质地坚硬，木化组织较多或集成较大群束，采用硝铬酸法或氯酸钾法。

（1）氢氧化钾法。将样品置于试管中，加5％氢氧化钾溶液适量，加热至用玻璃棒挤压能离散为止，倾去碱液，加水洗涤后，取出少量置于载玻片上，用解剖针撕开，滴加稀甘油，盖上盖玻片。

（2）硝铬酸法。将样品置于试管中，加硝铬酸试液适量，使试液浸没样品，放置约30～60 min，坚硬的样品浸没时间需要长一些，也可在水浴上微温，至用玻璃棒挤压能离散为止，倾去酸液，加水洗涤后，照氢氧化钾法装片。

用硝铬酸法解离也可在载玻片上进行，即取一块厚度适当的切片，置于载玻片上，滴加硝铬酸试液使之浸没，盖上盖玻片，放置约 20 min 后，轻轻压挤或移动玻片使之分离。此法解离的细胞，可以看清其分离的组织部位。

（3）氯酸钾法。将样品置于试管中，加硝酸溶液及氯酸钾少量，缓缓加热，待产生的气泡渐少时，再及时加入氯酸钾少量，以维持气泡稳定地发生，至用玻璃棒挤压能离散为止，倾去酸液，加水洗涤后，照氢氧化钾法装片。

用氯酸钾法制片时，每次加入的氯酸钾不可过多，加热温度不宜过高，否则突沸容易使液体逸出管外。加热时间长短因样品的硬度和木化程度而异，通常需 5～15 min。操作过程中产生的氯气有毒，应注意通风。

4. 花粉粒与孢子制片

取花粉、花药（或小的花）、孢子或孢子囊群（干燥样品浸于冰醋酸中软化），用玻璃棒研碎，纱布滤过，将滤液置于离心管中，离心，取沉淀，加新配制的醋酐与硫酸（9∶1）的混合液 1～3 mL，置水浴上加热 2～3 min，离心，取沉淀，用水洗涤 2 次，取沉淀物少量，置于载玻片上，可直接用水合氯醛试液装片。或加 50％甘油与 1％苯酚各 1～2 滴，用品红甘油胶封藏观察。

品红甘油胶配制方法：取明胶 1 g，加水 6 mL，浸泡至溶化，再加甘油 7 mL，加热并轻轻搅拌至完全混匀，用纱布滤于培养皿中，加碱性品红溶液（碱性品红 0.1 g，加无水乙醇 600 mL 及樟油 80 mL，溶解）适量，混匀，凝固后即得。

四、粉末鉴别

1. 药材或饮片粉末制备

取干燥药材或饮片，磨或锉成细粉（过四号筛），装瓶，贴上标签。制粉末时，注意取样的代表性。例如，根类药材要切取根头、根中段及根尾等部位，并全部磨粉，不得丢弃渣子，过四号筛，混合均匀。

2. 粉末制片法

用解剖针挑取样品粉末少许，置于载玻片的中央，加适宜的试液 1～2 滴作为湿润剂，用针搅匀（如湿润剂为酸或碱时应用细玻棒代替针），待液体渗入粉末后，用左手食指与拇指夹持盖玻片的边缘，使其左侧与药液层左侧接触，再用右手持小镊子或解剖针托住盖玻片的右侧，缓缓放下，使液体逐渐漫延充满盖玻片下方。如液体未充满盖玻片下方区域，应从空隙相对边缘滴加液体，以防产生气泡；若液体过多，可用滤纸片吸去溢出的液体，最后在载玻片的左端贴上标签或写上标记。

一般制片以甘油醋酸试液、水或稀甘油作为湿润剂，与粉末混合后装片。若粉末中含有大量淀粉、叶绿体、油脂及色素，用一般制片方法不易清晰地观察细胞组织，则可用透化剂处理制片。常用的透化剂为水合氯醛试液，该试液除能溶解上述物质外，还能使萎缩的细胞壁膨胀。

3. 注意事项

（1）粉碎用具用毕后，必须处理干净并干燥后才能用于另一种药材或饮片的粉碎。

（2）所用盖玻片和载玻片应保持洁净。新片要用洗液浸泡或用肥皂水煮半小时取出，先用流水冲洗，再用蒸馏水冲洗1~2次，然后置于70%~90%乙醇中备用。

（3）药材和饮片粉末制片时，每片取用量宜少不宜多，为使观察全面，可多做些制片。如取量多，显微特征重叠轮廓不清，反而费时，不易得出准确结论。

（4）粉末样品如用水或稀甘油装片，可先加少量乙醇使其润湿，以避免或减少气泡的形成，或反复将盖玻片沿一侧轻抬，也可使多数气泡逸出。搅拌时产生的气泡可随时用针将其移除。

（5）装片用的液体如易挥发，装片后应立即观察。用水装片较易蒸发，通常滴加少许甘油，可延长保存时间。

（6）显微鉴别实验时，应先观察淀粉粒、菊糖等，再观察其他显微特征。所以，一般先以甘油醋酸试液装片观察，然后以水合氯醛试液装片观察，最后加热透化或滴加其他试液进行观察。每个步骤的观察结果均应做记录。

（7）可借助偏光装置寻找和观察，尤其是淀粉粒、结晶、纤维、石细胞、导管等显微特征。

五、绘制显微鉴别图

1. 显微绘图的分类

药材的显微鉴别图可分为两大类：一类是组织简图，一类是组织详图（包括解离组织图和粉末图）。

（1）组织简图。简图用来表示低倍镜下所见各种组织和某些特征，以及组织的排列和分布情况。在这种图中，用线条表示各种组织的界限，用符号来表示某些特征细胞的分布，一般不画出细胞的形状。通过简图的观察，能对组织构造情况有清晰而简明的概念，但不能了解到每个细胞的情况。

（2）组织详图。详图是用来表示在高倍镜下所见组织中各种细胞的形状及其排列情况的，常分横切面图、纵切面图和表面观图三种。详图通常用来绘制比较典型有代表性的一部分，细胞的形状、细胞壁的厚度和纹孔及层纹等，都要尽可能画得准确，如每个细胞都含数目很多而形状又相似的内含物（如淀粉、糊粉粒等），则只需在一部分细胞中画出作为代表，其余细胞可以不画。

在画解离组织或粉末特征时，应将在显微镜下观察到的主要特征按类别画出来，如各种形状的纤维、石细胞、导管、油细胞、草酸钙结晶、淀粉粒、保护毛等，同一类的画在一起。

2. 绘图方法

绘制显微鉴别图有徒手绘图法和利用显微描绘器绘图法。一般的薄壁细胞用单线条，绘出细胞的形状及组织特征；一般的厚壁细胞用双线条，绘出细胞的形状及组织特征。在一般的组织详图中多是单线条和双线条混合使用，表示各种细胞壁的厚薄程度和形状。

（1）徒手绘图法。将绘图纸放在显微镜的右侧，左眼观察物象，右眼看绘图，将所见物象画在绘图纸上，把每个细胞按比例和形状画出来，同时还要注意各种组织之间的比例。

（2）利用显微描绘器绘图法。显微描绘器可分为两大部分：一部分是放映装置，这是利用直角棱镜或平面反射镜把镜像投射到绘图纸上的装置；另一部分是描绘器，它利用两组光学系统配合，将显微镜中的物像和图面的像叠合，同时送到观察者眼中，以利准确描绘。

草图绘好以后，卸下绘图器，再仔细观察实物特征，将草图进一步详绘和深描，完成底图后，再用半透明的硫酸纸，以绘图笔蘸墨汁复制下来。

六、应用实例

部分中药材的组织切片和粉末的显微鉴别如下。

1. 根及根茎类

（1）大黄

根茎横切面（具髓部维管束的异常构造）：1）木栓层及皮层大多已除去；2）韧皮部射线内含棕色物，有黏液腔；3）形成层环明显；4）木质部导管非木化；5）髓部宽广，有异常维管束；6）薄壁细胞含草酸钙簇晶。

粉末：1）草酸钙簇晶，较多、体积大；2）导管网纹，非木化；3）淀粉粒单粒呈圆球形，脐点呈星状，复粒由 2～7 个分粒组成。

（2）何首乌

根茎横切面：1）皮层有异常维管束，外韧型，呈现为单个或复合维管束；2）薄壁细胞含草酸钙簇晶，复合结晶。何首乌根横切面简图如图 3-1 所示。

（3）牛膝

根横切面：1）木栓层；2）栓内层；3）异常维管束 2～4 轮，外韧型；4）中央正常维管束，初生木质部多为二原型；5）薄壁细胞含草酸钙砂晶。

（4）川牛膝

根横切面：1）异常维管束 4～11 轮，初生木质部多为二原型；2）薄壁细胞含草酸钙砂晶。

（5）商陆

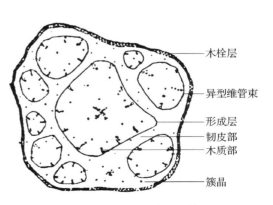

木栓层

异型维管束

形成层

韧皮部

木质部

簇晶

图 3-1　何首乌根横切面简图

根横切面：1) 异常维管束排列成 3 轮，外韧型；2) 薄壁细胞含草酸钙针晶束。

（6）川乌

根横切面：1) 后生皮层；2) 皮层偶可见石细胞，内皮层明显；3) 韧皮部散有筛管群；4) 形成层呈多角形环；5) 木质部导管径向多列，或略呈 V 形排列；6) 髓部明显。

（7）黄连

根茎横切面：

味连：1) 木栓层外侧残有鳞叶组织；2) 皮层中的石细胞散在，单个或成群，根迹维管束；3) 中柱鞘纤维束伴有石细胞；4) 维管束为外韧型，环列，木质部黄色；5) 髓部无石细胞。

雅连：与味连相似，但髓部有石细胞群。

云连：皮层、中柱鞘及髓部均无石细胞。

粉末：

味连：1) 石细胞呈类方形或类圆形，黄色，壁厚，壁孔明显；2) 中柱鞘纤维呈纺锤形或梭形，黄色，壁厚；3) 鳞叶表皮细胞呈长方形或长多角形，壁微波状弯曲或作连珠状增厚；4) 木纤维细长，壁较薄，有稀疏点状纹孔；5) 导管呈网纹或孔纹，节短状；6) 木薄壁细胞呈类长方形或不规则形，壁稍厚，有纹孔；7) 淀粉粒多单粒，呈类圆形。

雅连：与味连相似，但石细胞较多，金黄色，呈不规则条形或长椭圆形。

（8）白芍

粉末：1) 草酸钙簇晶较多，直径 11～35 μm，有的一个细胞含 2 至数个簇晶，也有含晶细胞纵列成行；2) 木纤维呈长梭形，直径 15～40 μm，壁厚；3) 导管为具缘纹孔或网纹，直径 20～65 μm；4) 薄壁细胞含糊化淀粉粒。

（9）甘草

根横切面（双子叶植物根横切面典型）：1) 木栓层为数列红棕色细胞（粉甘草外皮已除去）；2) 韧皮部含纤维及晶鞘纤维，韧皮射线常弯曲，有裂隙；3) 形成层束间形成层不明显；4) 木质部含纤维及晶鞘纤维；5) 薄壁细胞含淀粉粒，少数细胞含棕色块状物。

粉末：1) 纤维及晶鞘纤维成束，壁厚；2) 导管为具缘纹孔，稀有网纹；3) 木栓细胞呈多角形、红棕色；4) 淀粉粒为单粒，呈卵圆形或椭圆形，脐点为点状；5) 棕色块状物。

（10）黄芪

根横切面：1) 木栓层的栓内层为厚角细胞；2) 韧皮部纤维束与筛管群交替排列，近栓内层处见石细胞及管状木栓组织；3) 形成层成环；4) 木质部有木纤维束；5) 薄壁细胞含淀粉粒。

粉末：1）纤维成束，壁极厚，非木化，断端纵裂成帚状或平截；2）石细胞少见，层纹可见；3）导管多网纹，偶有螺纹；4）木栓细胞呈多角形或方形，棕色；5）淀粉粒多单粒，偶见复粒。

（11）人参

根横切面：1）周皮由木栓层、栓内层等组成；2）韧皮部树脂道散在，近形成层处环列，初生韧皮部常有裂隙；3）形成层成环；4）木质部导管径向单列，木射线宽；5）薄壁细胞含草酸钙簇晶、淀粉粒。

粉末：1）树脂道碎片管状，内含黄色分泌物；2）草酸钙簇晶棱角锐尖；3）淀粉粒多，单粒呈类球形，脐点为点状、裂缝状或星状，复粒由 2～6 个分粒组成；4）导管多网纹或梯纹，稀有螺纹；5）木栓细胞呈类方形或多角形，微棕色。

（12）白芷

白芷根横切面：1）木栓层由 5～10 列细胞组成；2）皮层和韧皮部散有分泌腔，薄壁细胞含淀粉粒，射线明显；3）木质部略呈圆形，导管放射状排列。

杭白芷横切面与白芷相似，但木质部略呈方形，射线较多，导管稀疏排列。

（13）柴胡

北柴胡根横切面：1）木栓层为数列细胞，其下为 7～8 层栓内层细胞；2）皮层散有油管及裂隙，韧皮部散有油管，射线宽，筛管不明显，形成层成环；3）木质部导管稀疏而分散，在其中间部位有一束木纤维排列成断续的环状，纤维多角形，壁厚，木化。

与北柴胡相比，南柴胡的主要特点：1）木栓层由 6～10 层的木栓细胞排列成整齐的帽顶状；2）皮层油管较多而大；3）木质部导管多径向排列，木纤维少而散列，多位于木质部外侧。

（14）黄芩

根横切面：1）木栓层外部多破裂，木栓细胞中有石细胞散在；2）皮层与韧皮部界限不明显，有多数石细胞与韧皮纤维，单个或成群散在，石细胞多分布于外侧，韧皮纤维多分布于内侧，形成层成环；3）木质部在老根中央，有栓化细胞环形成，栓化细胞有单环的，有成数个同心环的；4）薄壁细胞中含有淀粉粒。黄芩根横切面简图如图 3-2 所示。

粉末：1）黄色；2）皮纤维甚多，呈梭形，长 50～250 μm，直径 10～40 μm，壁甚厚，孔沟明显，木纤维较细长，两端尖，壁不甚厚；3）石细胞较多，呈类圆形、长圆形、类方形或不规则形，壁较厚或甚厚，孔沟有时分叉；4）网纹导管多见，具缘纹孔及环纹导管较少；木栓细胞多角形、棕黄色；5）淀粉粒单粒类球形，直径 4～10 μm，复粒由 2～3 个分粒组成，少见。黄芩根粉末图如图 3-3 所示。

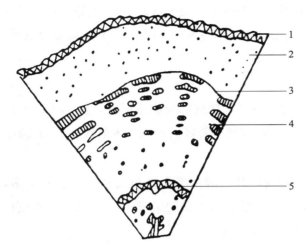

图 3-2　黄芩根横切面简图

1—木栓层　2—石细胞　3—形成层

4—木质部　5—木栓化细胞

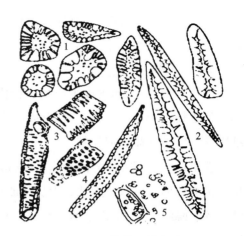

图 3-3　黄芩根粉末图

1—石细胞　2—韧皮纤维

3—导管　4—木纤维　5—淀粉粒

（15）半夏

粉末：1）类白色；2）淀粉粒众多，单粒呈类圆形、半圆形或多角形，直径 $2\sim20~\mu m$；脐点呈裂缝状或星状，稍偏心性，复粒由 2～6 个分粒组成；3）草酸钙针晶众多，多成束含于椭圆形黏液细胞中，针晶长 $30\sim85~\mu m$；4）导管为螺纹或环纹。

（16）天麻

块茎横切面：1）残留的表皮组织，浅棕色；2）皮层细胞切向延长，靠外侧的有数列细胞壁稍增厚，可见稀疏壁孔；3）中柱内维管束散在，周韧型或外韧型，每束导管 2 至数个，多角形；4）薄壁细胞中含有多糖类团块状物，遇碘液显暗棕色，有的薄壁细胞内含草酸钙针晶束。天麻的横切面详图如图 3-4 所示。

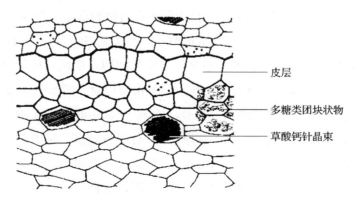

皮层

多糖类团块状物

草酸钙针晶束

图 3-4　天麻的横切面详图

粉末：1) 黄白色；2) 厚壁细胞呈多角形或长多角形，直径 $71\sim250~\mu m$，壁孔明显；3) 草酸钙针晶散在或成束，长 $25\sim93~\mu m$；4) 有螺纹、网纹及环纹导管；5) 薄壁细胞含黏液质及卵形或长椭圆形的颗粒状物质，有的粘结成块，加碘液显棕色或淡棕紫色。

2. 皮类、茎木类

（1）鸡血藤

茎横切面：1) 木栓层为数列细胞，内含棕红色物；2) 皮层较窄，散有石细胞群，薄壁细胞含草酸钙方晶；3) 维管束异型，由韧皮部与木质部相间排列成数轮；4) 韧皮部最外侧为石细胞群与纤维束组成的厚壁细胞层；5) 分泌细胞甚多，充满棕红色物，常数个至十多个切向排列成层；6) 纤维束较多，周围细胞含草酸钙方晶，形成晶纤维，含晶细胞壁木化增厚；7) 石细胞群散在，射线多被挤压；8) 木质部导管多单个散在，呈类圆形，直径约 $400~\mu m$；9) 木纤维束亦为晶纤维，木薄壁细胞中少数含棕红色物，木射线有时含红棕色物。

粉末：1) 棕红色；2) 纤维及晶纤维成束，末端的壁易分裂成数条，呈针状纤维束；3) 石细胞成群，呈类方形或类圆形，壁厚者层纹明显，壁稍厚者常含草酸钙方晶；4) 导管以具缘纹孔为主，有的内含红棕色或黄棕色物；5) 分泌细胞胞腔内含红棕色或黄棕色物，常与韧皮射线垂直排列；6) 草酸钙结晶方形，类双锥形等；7) 木射线细胞、木薄壁细胞及木栓细胞具纹孔。

（2）牡丹皮

根皮横切面：1) 木栓层由多列细胞组成，壁浅红色；2) 皮层菲薄，为数列切向延长的薄壁细胞；3) 韧皮部占绝大部分，射线宽 $1\sim3$ 列细胞；4) 薄壁细胞以及细胞间隙中含草酸钙簇晶，薄壁细胞中并含淀粉粒。

粉末：1) 淡红棕色；2) 草酸钙簇晶甚多，直径 $9\sim45~\mu m$，含晶薄壁细胞排列成行，也有一个薄壁细胞中含有数个簇晶的情况，或簇晶充塞于细胞间隙中；3) 淀粉粒众多，单粒呈类球形、半球形或多面形，直径 $3\sim16~\mu m$，复粒由 $2\sim6$ 个分粒复合而成；4) 木栓细胞呈长方形，壁稍厚，浅红色；5) 有时可见丹皮酚针状、片状结晶。

3. 花类、叶类

（1）大青叶

叶横切面：1) 上下表皮细胞外被角质层；2) 叶肉中栅栏组织细胞不显著，略呈长圆形，主脉维管束 $3\sim7$ 个，外韧型；3) 主脉及叶肉的薄壁组织中有分泌细胞，呈类圆形，较其周围薄壁细胞小，直径 $10\sim40~\mu m$，内含棕黑色颗粒状物质。

叶表面制片：1) 上表皮细胞垂周壁平直，表皮被角质层，下表皮细胞垂周壁稍弯曲，略呈念珠状增厚；2）上下表皮均有不等式气孔，副卫细胞 3～4 个。

粉末：1）绿褐色；2）下表皮细胞垂周壁稍弯曲，略显念珠状增厚；3）气孔不等式，副卫细胞 3～4 个；4）叶肉断面栅栏组织与海绵组织无明显区分。

（2）金银花

粉末：1）浅黄色；2）花粉粒众多，黄色，球形，直径 60～70 μm，外壁具细刺状突起，萌发孔 3 个；3）腺毛有两种，一种头部呈倒圆锥形，顶部略平坦，由 10～30 个细胞排成 2～4 层，直径 52～130 μm，腺柄 2～6 个细胞，长 80～700 μm，另一种头部呈倒三角形，较小，由 4～20 个细胞组成，直径 30～80 μm，腺柄由 2～4 个细胞组成，长 25～64 μm，腺毛头部细胞含黄棕色分泌物；4）非腺毛为单细胞，有两种：一种长而弯曲，壁薄，有微细疣状突起，另一种较短，壁稍厚，具壁疣，有的具单或双螺纹；5）薄壁细胞中含细小草酸钙簇晶，直径 6～45 μm；6）柱头顶端表皮细胞呈茸毛状。

（3）红花

粉末：1）橙红色；2）花粉粒呈圆球形或椭圆形，直径 64～80 μm，外壁有短刺及疣状雕纹，萌发孔 3 个；3）管道状分泌细胞分布于花的各部，分泌细胞单列纵向连接，分泌细胞直径 5～40 μm，细胞内充满淡黄色至红棕色物；4）花冠顶端细胞分化成乳头状茸毛；5）花柱表皮细胞分化成圆锥形末端较尖的单细胞毛；6）薄壁细胞中偶可见小方晶。

4. 果实、种子类

（1）苦杏仁

种子横切面：1）种皮含有近圆形的橙黄色石细胞，内有小型维管束；2）石细胞单个或 2～5 个连接，侧面观呈贝壳形，突出于表皮层的部位呈圆拱形，色较淡，层纹及纹孔明显，底部壁厚，层纹不明显，纹孔密；3）内胚乳为一层至数层方形细胞，含糊粉粒及脂肪油；4）子叶含糊粉粒及脂肪油。

（2）槟榔

横切面：1）种皮外层为数列细小石细胞，切向延长，含有棕色物质，内层为数列含棕红色物质的薄壁细胞，并散有少数维管束；2）外胚乳较狭窄，为数列切向延长、内含黑棕色物质的厚壁细胞；3）错入组织由种皮内层和外胚乳的折合层不规则伸入内胚乳中形成；4）内胚乳为白色多角形厚壁细胞，壁孔大，细胞中含有油滴及糊粉粒。

粉末：1）红棕色至淡棕色；2）种皮石细胞形状不一，细胞壁不甚厚，有的含有棕色物质；3）内胚乳碎片众多，细胞形状不规则，壁颇厚，有大的类圆形壁孔；4）糊粉粒直径 5～40 μm，含拟晶体 1 粒。

5. **全草类**

（1）金钱草

茎横切面：1）表皮细胞外被角质层，有时可见腺毛，头部单细胞，柄由 1～2 个细胞组成；2）皮层宽广，分泌道散在，内含红棕色块状分泌物，内皮层明显；3）无限外韧型维管束排列成环，韧皮部外方有断续排列成环的纤维束；4）髓部常成空腔。

（2）薄荷

茎横切面：1）呈四方形；2）表皮上有扁球形腺鳞、单细胞头的腺毛和由 1～8 个细胞组成的非腺毛；3）皮层在四棱脊处有厚角细胞，内皮层明显；4）韧皮部细胞较小，呈狭环状；5）形成层成环；6）木质部在四棱处发达；7）髓部宽广，中心常有空隙；8）薄壁细胞中含橙皮苷结晶。

粉末：1）黄绿色；2）表皮细胞壁薄，呈波状，下表皮有众多直轴式气孔；3）腺鳞的鳞头呈圆球形，由 8 个细胞排列成辐射状，鳞头外围有角质层，于分泌细胞的间隙处贮有浅黄色油质，腺柄单细胞，极短，四周表皮细胞作辐射状排列；4）腺毛为单细胞头，单细胞柄；5）非腺毛由 2～8 个细胞组成，常弯曲，壁厚，有疣状突起；6）叶肉及内有针簇状橙皮苷结晶。

6. **藻菌类**

（1）冬虫夏草

子座头部横切面：1）子座周围 1 列子囊壳，子囊壳呈卵形至椭圆形，下半部埋生于凹陷的子座内；2）子囊壳内有多数线形子囊，每个子囊内又有 2～8 个线形的子囊孢子；3）子座中央充满菌丝，其间有裂隙；4）具不育顶端。

虫体横切面：不规则形，四周为虫体的躯壳，其上着生长短不一的锐利毛和长绒毛，有的似分枝状。躯壳内为大量菌丝，其间有裂隙。

（2）茯苓

粉末：1）灰白色；2）用水或稀甘油装片，可见无色、不规则的颗粒状团块或末端钝圆的分枝状团块，用水合氯醛试液或 5% 氢氧化钾试液装片，则团块溶化，露出菌丝；3）菌丝细长，稍弯曲，有分枝，无色或带棕色（外层菌丝），直径 3～8 μm，稀至 16 μm，横壁偶可察见；4）不含淀粉粒及草酸钙晶体。

7. **其他类**

麝香

麝香仁粉末：棕褐色或黄棕色，由不定型颗粒状物集成的淡黄棕色半透明团块；团块中包埋或散在有方形、柱形、八面体或不规则晶体，可见圆形油滴，偶见毛及脱落的内层皮膜组织。

第二节　中药薄层鉴别

培训目标

➢ 掌握中药薄层鉴别的方法和原理。

➢ 能进行中药薄层色谱鉴别并能绘制薄层色谱鉴别图谱。

中药薄层鉴别指用薄层色谱法对中药进行鉴别。薄层色谱法又称薄层层析法（thin - layer chromatography，简称 TLC）是将适宜的固定相涂布于玻璃板、塑料或铝基片等支持物上，成一均匀薄层，再将被分离物质点样，以合适的溶剂为流动相展开，对比被分离物质和标准对照品的比移值（R_f），以进行药品鉴别、杂质检查或含量测定的方法。薄层色谱法是快速分离和定性分析少量物质的实验技术，对于成分复杂的中药材和中药制剂具有分离效果好、速度快、操作简便等优势，是中药鉴别的常规方法。

一、薄层鉴别的原理

使用薄层色谱法鉴别中药制剂，通常是在同一块薄层板上点加供试品和对照品，在相同条件下展开，显色检出色谱斑点后，将所得供试品与对照品的色谱图进行对比分析，从而对药品进行定性鉴别。

1. 检测灵敏性

薄层鉴别用于限量检查时，将供试品溶液、对照品溶液、稀释若干倍的对照品溶液在规定的色谱条件下，于同一块薄层板上点样、展开、检视，稀释到目标倍数的对照品溶液应显示清晰的斑点。

2. 分离度

用于鉴别时，对照品溶液与供试品溶液中相应的主斑点应显示两个清晰分离的斑点。用于限量检查和含量测定时，要求定量峰与相邻峰之间有较好的分离度，分离度（R）的计算公式为：

$$R = 2 \times (d_2 - d_1)/(W_1 + W_2)$$

式中　d_1——相邻两峰中后一峰与原点的距离；

$\quad\quad d_2$——相邻两峰中前一峰与原点的距离；

$\quad\quad W_1，W_2$——相邻两峰各自的峰宽。

除另有规定外，分离度应大于 1.0。组分斑点分离示意图如图 3-5 所示。

3. 重复性

同一供试品溶液在同一块薄层板上平行点样，待测成分的峰面积测定的相对标准偏差应不大于 3.0%，需显色后测量的相对标准偏差应不大于 5.0%。

中药材、中药制剂的薄层鉴别特色体现在对照物设置方面。对照物分为对照品（主要为有效成分和代表性成分的单体）、对照药材、对照提取物三种。

对照物的设置有以下四种方式。

（1）设置一种或数种化学对照品。例如，六味地黄丸（牡丹皮）、一捻金（人参）、万应锭（熊胆）、大山楂丸（山楂）、首乌丸（补骨脂）、龟龄集（人参）等。

（2）设置对照提取物，如银杏叶片。

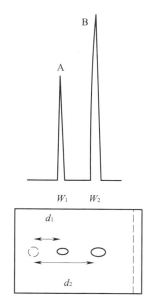

图 3-5　组分斑点分离示意图

（3）设置一种或数种对照药材。例如，一捻金（大黄）、二妙丸（苍术）、九味羌活丸（川芎）、归脾丸（当归）、华佗再造丸（川芎、吴茱萸）、参苓白术散（人参、甘草）、国公酒（佛手）、枳术丸（白术）、茴香橘核丸（木香）等。

（4）同时设置对照品和对照药材。例如，二妙丸（黄柏）、万氏牛黄清心丸（黄连）、牛黄上清丸（大黄、黄连）、六应丸（蟾酥）、六一散（甘草）、舒肝丸（陈皮）、首乌丸（何首乌）等。这种双对照方式要求样品色谱图中的主斑点应与对照品和对照药材色谱图中的有关斑点相一致，可同时检出制剂中某味药材及其所含有效成分或特征性成分，大大提高了薄层色谱鉴别法的专属性和可信度，可有效检识制剂中是否有假冒药材的存在，许多中成药品种采用了这种对照品设置方式。

目前，薄层色谱法已广泛用于中药材及其制剂的检验。国家药典委员会为《中国药典》（2015 版）配套出版了中药材薄层色谱彩色图集。其中药材样品来源于全国各地，由中国食品药品检定研究院提供对照品和对照药材，多数图谱具有良好的重现性，是中药薄层鉴别操作标准图谱。

二、薄层鉴别的设备与操作

薄层鉴别的一般操作步骤为：薄层板制备→点样→展开→显色与检测。

1. 薄层板制备

为了得到有良好分离度和重现性的色谱，一般均用商品预制板（普通板和高效板）。不同生产厂商的预制板由于硅胶原料和加工、制备过程的差异，质量不可能一致。例如，有的商品预制板比较适合脂溶性成分的展开，而不适合极性较大的成分或需在展开剂中加水的样品；有的硅胶颗粒的细度分布范围较宽，批间质量不一致，造成重现性差。此外，不同厂商所用高分子有机黏合剂各不相同，也是影响色谱质量和重现性的主要原因之一。所以，成分较复杂、色谱斑点很多的样品，对预制板的质量要求更为严格。

薄层板按固定相种类分为硅胶薄层板、聚酰胺薄层板、氧化铝薄层板等，按固定相粒径大小分为普通薄层板（10～40 μm）和高效薄层板（5～10 μm），按硅胶板是否含有荧光剂分为硅胶 G 板和硅胶 GF$_{254}$ 板等。

（1）市售薄层板。市售薄层板又称预制薄层板，分普通薄层板和高效薄层板。常用的为正相薄层板，如硅胶薄层板、加有荧光剂的 GF$_{254}$ 薄层板、微晶纤维素薄层板、聚酰胺薄层板、氧化铝薄层板等，此外尚有氨基键合相薄层板、腈基键合相薄层板、二醇基键合相薄层板等。

临用前，一般应将市售薄层板置于 110 ℃活化 30 min。聚酰胺薄层板不需活化。铝基片薄层板可根据需要剪裁，并注意薄层板底边的硅胶层不得有破损。预制薄层板如在贮放期间被空气中的杂质污染，使用前可用三氯甲烷、甲醇或二者的混合溶剂在展开缸中上行展开预洗，110 ℃活化，置于干燥器中备用。

（2）自制薄层板。在保证色谱质量的前提下，如需对薄层板进行处理，以适应供试品分离的要求，也可用实验室自制的薄层板，除另有规定外，玻璃板用 10 cm×10 cm、10 cm×15 cm、20 cm×10 cm、20 cm×20 cm 规格，要求光滑、平整、洁净。最常用的固定相有硅胶 G、硅胶 GF$_{254}$、硅胶 H、硅胶 HF$_{254}$、微晶纤维素等。其颗粒大小一般要求直径为 10～40 μm。薄层涂布一般是在固定相中加入一定量的黏合剂，常用 10%～15% 煅石膏（CaSO$_4$·2H$_2$O 在 140 ℃加热 4 h），混匀后涂布于玻璃板上。

使用涂布器涂布应能使固定相或载体在玻璃板上涂成一层符合要求的均匀薄层。涂布的工具有手工、半自动、全自动薄层涂布器。手工涂布示意图如图 3-6 所示。

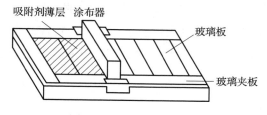

图 3-6　手工涂布示意图

除另有规定外，将 1 份固定相和 3 份水（或加有黏合剂的水溶液）在研钵中向同一方向研磨混合，去除表面的气泡后，倒入涂布器中，在玻璃板上平稳地移动涂布器进行涂布，取下涂好薄层的玻璃板，置水平台上于室温下晾干后，在 110 ℃ 烘 30 min，随即置于有干燥剂的干燥箱中备用。应当注意的是，不同厂家或不同批号的硅胶 G 质量不一，要求的加水量和研磨时间的长短有所不同，如加有其他改性剂更是如此，宜在操作中细心体会。薄层的厚度一般为 0.2～0.3 mm，有的品种（如人参）要求用 0.5 mm 厚的薄层板。薄层板一般要求新鲜配备，当天使用。使用前应在反射光及透射光下检视其表面是否均匀，板面不均匀、不平整或有麻点、气泡、破损及污染（灰尘可在日光下检查、纤维可在紫外光灯下检查）者应弃去不用。

2. **点样**

（1）点样器材。最常用的也最方便的点样器材是微升毛细管，为了提高点样效率，还可以选用点样辅助设备，如点样支架、半自动或自动点样器等。一般定性分析不必定量点样，但为了增强药品定性鉴别的可比性，《中国药典》规定采用定量点样。

（2）点样操作。除另有规定外，在干燥洁净的环境，用点样定容毛细管（见图 3-7）或配合相应的半自动、自动点样器械以接触法点样于薄层板上，原点一般为圆点状或窄细的条带状，普通薄层板点样基线与底边一般相距 10～15 mm，高效薄层板基线与底边一般相距 8～10 mm。原点直径一般不大于 4 mm，条带宽度为 5～10 mm，原点间距离可视斑点扩散情况确定，以不影响检出为宜，一般不少于 8 mm，高效薄层板样品间隔不少于 5 mm。点样时注意勿损伤薄层表面，毛细管接触点样时应少量多次点加，保证原点小而圆，如条带点样，应注意条带的均匀，用专门的条带点样器械（如喷雾状条带点样器），可保证点样的质量。

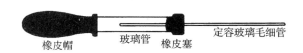

橡皮帽　　玻璃管　　橡皮塞　　　定容玻璃毛细管

图 3-7　点样定容毛细管

3. **供试液的制备**

薄层色谱法虽然有分离作用，但能力有限，有的被检成分含量相对较少，有的成分斑点层离后可能仍与其他成分斑点混合在一起难以检出。因此，有必要对样品进行适当的提取和净化，以便除去干扰成分，提高被检成分浓度，从而得到供试液供点样用，以期获得清晰的色谱图。有的成分在药品中是以苷或酯等结合态存在，检验前需水解成游离态再与相应的对照品一同展开、分离、鉴别。如万应锭中熊胆的鉴别，定坤丹中人参和三七的鉴别，以及牛黄上清丸中大黄的鉴别。

样品预处理的方法很多，除常规的浸渍法、加热回流提取法外，还可以采用超声提取法、水蒸气蒸馏法和升华法等。对于提取液的进一步净化，可使用液液萃取法或固液萃取法，即使用自制或商品化小型色谱柱（也称预柱），如中性氧化铝柱、大孔吸附树脂柱、离子交换树脂柱等。

4．展开

（1）展开容器。应当用薄层色谱专用的展开箱，展开箱有水平式和直立式两种类型。常用的为直立式展开箱，它又分为平底展开箱和双槽展开箱，后者具有节省溶剂、便于预平衡、可控制展开箱内的湿度等优点。

展开箱盖子应密闭，保持密封状态。用不合规格的玻璃器皿，如生物标本缸等不能保证展开的质量。双槽展开箱如图3-8所示。

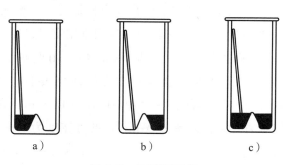

a）　　　　　　　　b）　　　　　　　　c）

图3-8　双槽展开箱

a）展开中　b）展开剂预平衡　c）展开过程中用不同于展开剂的溶剂调节箱内气相组成

（2）展开操作。点样后的薄层板应置于加有展开剂的展开箱（层析缸）中，密闭，上行展开，薄层板浸入展开剂的深度为距离原点5 mm为宜，展开至规定展距后，立即将薄层板取出，晾干，以备检测。一般上行展开8～10 cm，高效薄层板上行展开5～8 cm。必要时可进行二次展开或双向展开。

展开前需将展开箱用展开剂或规定的溶剂预平衡（即所谓"饱和"），可在双槽展开箱的一侧槽内加入适量的溶剂，密闭，一般保持15～30 min。预平衡后，应迅速将薄层板放入展开箱中，立即密闭，展开。如规定薄层板需同时预平衡者，则将点样后的薄层板放在双槽展开箱没有溶剂的一侧槽中，展开前与展开箱同时预平衡后，再将展开剂移入此槽中，展开。展开剂要求新鲜配制，不要反复使用。展开剂如需分层，则按要求放置分层后取需要的一层（上层或下层），备用。

5．显色与检测

（1）显色装置。展开后的薄层板，一般需采用相应的显色及检视方法使板上的被检成分斑点显色。喷雾显色应使用玻璃喷雾瓶（见图3-9）或专用喷雾器，要求压缩气体即显色剂呈均匀雾状喷出。浸渍显色可用专用玻璃器皿或适宜的展开缸作为浸渍槽。蒸气熏蒸显色可在双槽展开缸或大小适宜的干燥器

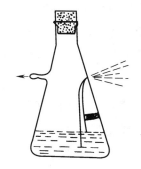

图3-9　玻璃喷雾瓶

中进行。荧光检视装置为装有可见光、254 nm 及 365 nm 紫外光和相应滤光片的暗箱，可附加摄像设备供拍照用，暗箱内光源应有足够的光照度。

（2）显色与检视操作。色谱斑点本身有颜色者，可直接在日光下观察可见光谱；斑点在紫外光激发下可发射荧光者，可直接在紫外光灯下观察荧光色谱；需加试剂方能显色或发射荧光者，则需将试剂均匀喷洒于薄层板面，直接观察或加热显色后观察。使用浸渍法，板面显色均匀是其优点，但有的样品经试剂浸渍后，斑点容易被浸润而扩散或拖尾。加热显色应注意加热时间和温度，如用含羧甲基纤维素钠的手工自制薄层板代替预制板，注意加热温度过高或加热时间过长容易引起板面的焦化；如用硫酸等显色剂，更易造成板面的碳化而影响显色效果，需要特别留意。有的成分加试剂（如挥发油成分或甾醇类成分经香草醛硫酸、硫酸醋酐等试剂显色）后，加热温度高低和时间长短不同或放置时间不同，斑点的显色可能有所改变。

有的品种可熏以试剂或试液的蒸气（如碘蒸气、氨蒸气）显色。

6. **记录**

薄层色谱图像可采用摄像设备拍照，以光学照片或电子图像的形式保存。也可以用扫描仪记录相应的色谱图。摄像设备如图 3-10 所示。

7. **结果判断**

供试品色谱中，在对照品或对照药材色谱对应的位置上，显示相同颜色或荧光的斑点，则判断为符合规定。

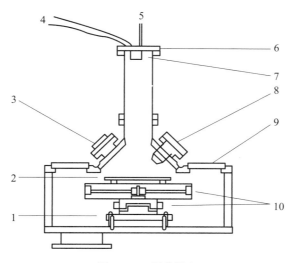

图 3-10　摄像设备

1—调节平台　2—样品台　3—观察窗　4—冷却线　5—连接计算机

6—电荷偶合装置　7—照相机镜头　8—紫外光源　9—有机玻璃窗　10—压电传感器

三、薄层色谱鉴别的影响因素

常规薄层色谱技术由于具有各种优点而在中药鉴别方面被广泛使用。但由于它是一种"敞开系统"的色谱技术，与柱色谱的区别之一是除材料及器材以外，外界环境条件对被分离物质的色谱行为影响很大，被分离物质的色谱行为机制也很复杂；区别之二是由于分析的全过程是离线多步骤操作，所以操作技巧也显著影响色谱质量。因而薄层色谱，尤其是常规薄层色谱，被视为是一种较难驾驭的技术。为了充分发挥薄层色谱技术在中药鉴别方面的优势，提高色谱的分离度和重现性，注意控制影响色谱质量的因素是非常重要的。

影响薄层色谱的因素较多，如供试液的净化程度、吸附剂的性能和薄层板的质量、点样（原点）的质量、展开剂的组成和饱和情况、对照品的纯度、展开的距离、相对湿度和温度等。在此仅重点介绍展开剂、点样技术、相对湿度和温度的影响。

1. 展开剂的影响

获得斑点清晰的色谱图是保证定性、定量分析质量的前提。目前，《中国药典》采用的展开方式大多为常规的一次上行展开。因此，展开剂（溶剂系统）成为被检成分能否具有良好分离度的关键因素。虽然，《中国药典》已对展开剂的种类和配比做出了明确规定，一般不需另行考虑和选择，但对于展开剂优选原则和方法有所了解还是十分必要的。

关于展开剂选择和优化，主要考虑两个方面：溶剂的极性和溶剂的选择性。前者决定被检成分斑点 R_f 值处于 $0.3 \sim 0.7$ 范围内，后者主要决定成分的最佳分离度。目前有多种溶剂系统优化法供参考，如三角形法、溶剂强度法、单纯优选法、均匀设计法等。由于中药及其制剂成分复杂，加上在常规展开箱中展开时，溶剂蒸气的饱和程度、相对湿度等因素的影响，上述各种优选方法似乎还难以将这些因素考虑在内，所以展开剂的优化几乎还是依靠实践经验。当然，在实践中借鉴文献中介绍的展开剂选择法，对减少盲目性也是十分必要的。在实际工作中，可先将样品以苯-无水乙醇（4∶1）展开，如果主要成分的 R_f 值在 0.7 以上，可改用苯-三氯甲烷（1∶3），如果主要成分的 R_f 值在 0.3 以下，可改用丙酮-甲醇（1∶1）。使用上述展开剂仍难以分离时，则可考虑选用另外一些展开剂。一般认为，分离亲脂性较强的成分，宜用极性较小的展开剂，分离亲水性较强的成分，宜用极性较大的展开剂，即展开剂的极性应与被分离成分的极性相适应。例如，检视一捻金中人参（对照品：人参二醇、人参三醇），选用三氯甲烷-乙醚（1∶1）。而检视龟龄集中人参（对照品：人参皂苷 Rg1、Re、Rb1），则选用三氯甲烷-甲醇-水（13∶7∶2）。此外，分离碱性成分，展开剂中往往加入少量碱性试剂；分离酸性成分（有机酸、酚类等），往往加入少量酸性试剂。例如，鉴别甘草（甘草酸）、熊胆（游离胆酸类）、大黄（大黄酚、大黄酸、芦荟大黄素等）、白芍（丹皮酚）等药味，展开剂中常加入甲酸、冰醋酸等；鉴别黄柏和黄连（小檗碱）等药味，展开剂中往往加入浓氨试液。

2. 点样技术的影响

点样是薄层色谱分析的第一步，也是非常关键的一步。它既关系到能否得到可以重现的有良好分离度的薄层色谱，也关系到定量测定结果的准确性，因为不良的点样是最主要的误差来源。

（1）薄层板的原点位置对样品容积的负荷量是极为有限的，点样容积过大将明显降低分离效率。中药供试品溶液中一般被测成分与"杂质"共存，尤其被测成分含量较低而其他干扰物质含量较高时，常常不得不加大点样的容积，这是由于对点样容积超负荷的严重后果认识不足造成的。现代商品预制板硅胶颗粒细而均匀，明显提高了分离效率，对点样的要求更高了。例如，常规预制板展距 100 mm，原点直径小于 3 mm，展开后如斑点直径扩散到 6 mm，则斑点容量或称分离数 SN＝10；而用局效预制板，原点直径 1 mm，展开 50 mm，斑点直径如扩散为 2 mm，则 SN＝15。但如果点样量不适当地加大，如在高效薄层板上原点直径点成 3 mm，展开 50 mm 后斑点扩散为 4 mm，结果 SN＝6，即使延长展距至 100 mm，SN 也仅达到 11，不可能达到 15。

由此可见，即使使用高质量的薄层板，如点样容积不适当地加大，分辨率也不会得到提高。这就是为什么要求点样原点直径应尽量小于 4 mm，条带状点样的原点条斑"高度"控制在 1 mm 左右的原因。

（2）溶解样品的溶剂均有不同程度的洗脱力，所以在点样的同时，样品在原点位置就呈环形展开，原点直径的扩散促进了这种展开，即所谓"点样环形色谱效应"。如样品在溶剂中溶解度很大，原点将变成空心圈，这种效应对随后的线性展开造成很不利的影响（条带状点样如点样量过大，或速度过快，也会造成类似的效应）。中药成分复杂，难以兼顾，不可能面面俱到，通常在待测成分不甚清楚或待测成分覆盖的极性范围很宽的情况下，宁愿选择溶解"范围"较宽的溶剂，如甲醇、乙醇等。有的品种待测成分明确，如苦参、贝母中的生物碱，白术中的苍术酮等可有针对性地选择溶剂。有的品种选用了乙醚，由于乙醚沸点很低，最终的供试液则需要低温挥去乙醚后，改用其他合适的溶剂制成。

（3）供试品溶液的溶剂在原点的残留也会改变展开的选择性，这在供试品溶液的溶剂极性与展开剂的溶剂极性相差较大时更为明显。再者，亲水性溶剂残留在原点吸收大气中的水分（特别在高湿度环境）对色谱质量的影响也不可低估。因此点样时同步干燥或点样后继续干燥，以除去原点残存的溶剂是有必要的。但应尽可能避免高温加热，以免遇热不稳定的成分被破坏或促进硅胶有催化作用的活性表面起固态化学反应，导致样品中某些成分的变性。

（4）点样装置（微升毛细管）对薄层表面的机械损伤，对色谱质量尤其对定量分析将带来灾难性的影响。特别是已载有样品的硅胶表面颗粒被划伤或刮除，后果就更加严重。一个壁厚 0.02 mm、外径 0.2 mm 的注射针头在薄层表面施加 0.049 N 的力，表面局部承受的压力为 30×10^5 Pa，足以造成硅胶薄层表面的损伤，对板面较软的硅胶 G 薄层板损伤更严重。对如硅胶 G 这种软板，虽然划伤表面难以避免（所以不太适合定量分析），但点样时小心操作，把损伤降低到最低限度还是可以做到的。近年来，点样器械和点样技术的不断更新和改进已使点样质量得到很大的提高。商品预制板由于含有高黏度的高分子有机黏合剂，板面比较牢固，不易划伤，喷雾点样更可完全避免板面的划伤。

3. 相对湿度（RH）的影响

薄层板常常需要在 105～110 ℃ 活化，目的是使硅胶中吸附水而成为水合硅醇基的硅醇基变为游离硅醇基，从而加强吸附力，但活化后的硅胶薄层板又会因吸附大气中的水蒸气分子而降低活性。也就是说硅胶表面吸附水分的作用是可逆的，在不同的相对湿度下，可以达到不同程度的吸附平衡，在相对湿度改变的情况下会重新达到新的吸附平衡，而不论在此之前硅胶板是处于何种相对湿度状态。在日常实践中，当活化后的硅胶薄层板从干燥器中取出，从准备点样到展开前，薄层板是暴露在实验室的大气中的，薄层板的活性就取决于实验环境的相对湿度。

在其他条件相同的情况下，相对湿度对色谱质量的影响是很明显的。通常认为，薄层色谱的重现性差，薄层板处在不同相对湿度下操作是主要的原因之一。例如，连翘的薄层鉴别，相对湿度对其分辨率的影响十分明显，相对湿度越大，分辨率越高。相对湿度达 72％ 时，获得最佳分离效果，如图 3-11 所示。

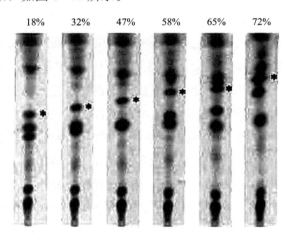

图 3-11　相对湿度对连翘薄层色谱分辨率的影响

有些样品的成分和所选用的展开剂对相对湿度有较宽的适应能力，即对相对湿度的要求不甚严格，大致在相对湿度 30％～70％ 下可得到相当稳定的色谱。有的样品在环境条件（温度和相对湿度）恰好适合的情况下，似乎不必控制条件也能把试验做好，但为了不同实验室之间及不同季节均可重现试验结果，应尽可能在相对湿度可控的条件下展开为宜。至少必须记录试验时实际的相对湿度。

相对湿度的控制方法：一种方法是在双槽展开箱的一侧槽中加入适当浓度的硫酸，将点样后的薄层板放入另一侧槽中，密闭放置 15～20 min，再加展开剂展开；另一种方法是在预先准备好的条件控制箱（如在平卧式展开箱内盛适当浓度的硫酸，或用大小适宜的干燥器）内进行。控制相对湿度的硫酸溶液的制备见表3-1。硫酸的相对密度为1.86（体积比为96%～97%）。

表 3-1　　　　　　　　　　　　控制相对湿度的硫酸溶液的制备

相对湿度	控制相对湿度硫酸和水的体积比例	
	硫酸（mL）	水（mL）
18%	100	95.5
32%	68	100
42%	57	100
47%	50	100
58%	39.5	100
65%	34	100
72%	27.5	100
88%	10.8	100

4. 温度的影响

在相对湿度恒定的条件下，一般在较高温度下展开时，R_f 值较高；反之，R_f 值降低。不过，展开温度相差 5 ℃时，R_f 值的变动一般不会超过 ±0.02，所以对色谱行为影响不大；但展开时温度相差较大时，则不同程度影响色谱质量。温度的影响首先在于展开剂中各有机溶剂因沸点、蒸汽压、相对密度等不同而使蒸发程度各异，必将直接影响被分离成分的色谱行为。其次，由于温度的变化，含水的两相展开剂在放置分层过程中或展开时有机相中水的比例也不同，从而不同程度地改变了展开剂的极性，结果影响色谱的分离度。例如，温度对淫羊藿薄层色谱的影响如图 3-12 所示。

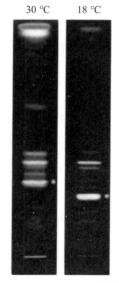

图 3-12　温度对淫羊藿薄层色谱的影响

四、薄层色谱鉴别的注意事项

薄层色谱鉴别步骤简单，但是由于本身为非密闭系统，影响因素较多，为了得到分辨率较高的色谱图，应注意如下问题。

1. 制备薄层板最好使用厚度 1～2 mm 的优质平板玻璃，普通玻璃板一般不宜使用。玻璃板需洗净至不挂水珠，晾干，贮存于干燥洁净处备用。玻璃板反复使用时，应注意经常用洗液和碱液清洗，保持玻璃板面的光洁是保证薄层板质量的最起码要求。

2. 样品的预处理，供试品溶液的制备一般用溶剂提取法（液液萃取、加热回流、超声提取等），挥发油可直接用溶剂稀释。如果样品含有较多的"杂质"，如鞣质、叶绿素、糖、黏液质等，应该采取适当的预处理将供试品溶液"除杂"，以便获得比较"洁净"的薄层色谱图像。尤其某些成分较为复杂的中药材和一些中药制剂，如人参需经过液液萃取或固液萃取、吸附净化等步骤，目的是减少"杂质"的干扰，提高色谱的清晰度，从而提高可鉴别性。

样品及对照药材取样和供试溶液及对照药材溶液制备应量化操作，目的是使样品的色谱与对照药材的色谱更有可比性。

3. 展开剂使用溶剂质量的优劣，可直接影响薄层色谱的分离能力。例如，展开剂中的甲酸乙酯遇水易发生水解反应，使用多次开瓶的残存溶剂，因其逐渐吸收大气中的水分而不同程度地分解，常使色谱的分离度下降。故最好使用新鲜溶剂配制展开剂。

4. 配制多元展开剂时，各种溶剂应分别量取后再混合，不得在同一量具中累积量取。小体积溶剂宜使用移液管等精确度较高的量具量取。

5. 有的药品需使用加有改性剂，如酸（硼酸等）、碱（氢氧化钠等）或缓冲液的薄层板。例如，《中国药典》鉴别国公酒、蛇胆陈皮散、保和丸等中的陈皮，即使用 0.5% 氢氧化钠溶液制备的硅胶 G 板。制备此类薄层板时，应细心体会，摸索出最佳加水量和研磨时间。

五、应用实例

以六味地黄丸中牡丹皮的鉴别为例。取本品水蜜丸 6 g，研碎；或取小蜜丸或大蜜丸 9 g，加硅藻土 4 g，研匀。加乙醚 40 mL，温回流，过滤，滤液挥去乙醚，残渣加丙酮 1 mL 使其溶解，作为供试品溶液。另取丹皮酚对照品，加丙酮制成每 1 mL 含 1 mg 的溶液，作为对照品溶液。照薄层色谱法试验，吸取上述两种溶液各 10 μL，分别点于同一块硅胶 G 薄层板上，以环己烷-醋酸乙酯（3:1）为展开剂，展开，取出，晾干，喷以盐酸酸性 5% 三氯化铁乙醇溶液，加热至斑点显色清晰。供试品色谱中，在与对照品色谱相应的位置上，显相同的蓝褐色斑点，如图 3-13 所示。

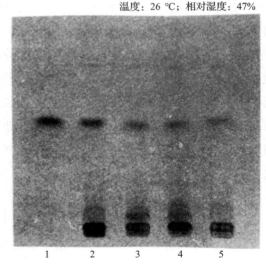

温度：26 ℃；相对湿度：47%

1　　2　　3　　4　　5

图 3-13　六味地黄丸薄层色谱图
1—丹皮酚　2～5—六味地黄丸

说明：

1. 样品中的丹皮酚具挥发性，故提取时需缓缓加热，低温回流。

2. 小蜜丸和大蜜丸加硅藻土研匀，目的在于吸附蜂蜜分散样品。

3. 展开时温度对丹皮酚的 R_f 值会有影响，但由于色谱较简单，不影响结果判断。

4. 丹皮酚易升华挥发，且不同样品含量有差异，加上显色剂的用量、加热显色程度等因素的影响，丹皮酚斑点大小及颜色深浅不尽一致。

5. 点样品较大滴（10 μL），原点点加成条带状为宜。

6. 加热显色可使用电吹风机加热。

第三节　紫外-可见分光光度法鉴别中药

 培训目标

➢ 熟悉紫外-可见分光光度法的原理和操作方法。

➢ 能运用紫外-可见分光光度法进行样品鉴别。

一、紫外-可见分光光度法概述

紫外-可见分光光度法是将190～800 nm 波长范围内的紫外-可见区域电磁波作为光源照射样品，研究物质分子对光吸收的相对强度的方法，也称为紫外-可见分子吸收光谱法。

当光穿过被测物质溶液时，物质对光的吸收程度随光的波长不同而变化。以波长 λ（nm）为横坐标，以吸光度 A 为纵坐标，绘制的曲线如图 3-14 所示，称为吸收光谱，又称吸收曲线。多数化合物都具有各自的吸收光谱特征，如吸收光谱的形状、吸收峰的数目、强度、相应的吸收系数等。近年研究表明，某些中药或中成药经适当处理后，所得紫外-可见吸收光谱是由其各组分的特征吸收叠加而成的。若将中药或中成药看成一个特定的整体，在一定测试条件下，只要其成分的组成与含量相对稳定，其紫外-可见吸收光谱就具有一定的特征性和重现性，可以用于定性鉴别。

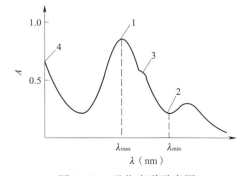

图 3-14　吸收光谱示意图

1—吸收峰　2—吸收谷　3—肩峰　4—末端吸收

二、仪器与试剂

1. 仪器

紫外-可见分光光度计是在紫外-可见光区任意选择不同波长的光测定吸光度的仪器，其结构参见本书第 1 单元相关内容。单光束分光光度计光路工作原理图如图 3-15 所示。

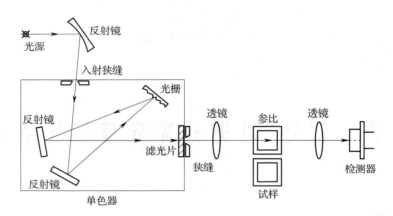

图 3-15　单光束分光光度计光路工作原理图

2. 试剂

含有杂原子的有机溶剂通常均具有很强的末端吸收。因此，当作溶剂使用时，它们的使用范围均不能小于截止波长，如甲醇、乙醇的截止波长为 205 nm。另外，当溶剂不纯时，也可能增加干扰吸收。因此，在测定供试品前，应先检查所用的溶剂在供试品所用的波长附近是否符合要求，即将溶剂置于 1 cm 石英吸收池中，以空气为空白（即空白光路中不置任何物质）测定其吸光度。溶剂和吸收池的吸光度在 220～240 nm 波长范围内不得超过 0.40，在 241～250 nm 波长范围内不得超过 0.20，在 251～300 nm 波长范围内不得超过 0.10，在 300 nm 以上时不得超过 0.05。

三、操作方法与注意事项

1. 波长校正

由于环境因素对机械部分的影响，仪器的波长经常会略有变动，因此除应定期对所用的仪器进行全面校正检定外，还应于测定前校正测定波长。常用汞灯中的较强谱线 237.83 nm、253.65 nm、275.28 nm、296.73 nm、313.16 nm、334.15 nm、365.02 nm、404.66 nm、435.83 nm、546.07 nm 与 576.96 nm；或用仪器中氘灯的 486.02 nm 与 656.10 nm 谱线进行校正；钬玻璃在波长 279.4 nm、287.5 nm、333.7 nm、360.9 nm、418.5 nm、460.0 nm、484.5 nm、536.2 nm 与 637.5 nm 处有尖锐吸收峰，也可作波长校正用，但不

同来源或随着时间的推移会有微小的变化，使用时应注意。近年来，常使用高氯酸钬溶液校正双光束仪器，以 10% 的高氯酸溶液为溶剂，配制含氧化钬（Ho_2O_3）4% 的溶液，该溶液的吸收峰波长为 241.13 nm、278.10 nm、287.18 nm、333.44 nm、345.47 nm、361.31 nm、416.28 nm、451.30 nm、485.29 nm、536.64 nm 和 640.52 nm。

仪器波长的允许误差为：紫外光区 ±1 nm，500 nm 附近 ±2 nm。

2. 吸光度准确度校正

用在 120 ℃ 干燥至恒重的基准重铬酸钾约 60 mg，精密称定，用 0.005 mol/L 硫酸溶液溶解并稀释至 1 000 mL，在规定的波长 λ 处测定并计算其吸收系数 $E_{1cm}^{1\%}$，并与规定的吸光系数比较，应符合表 3-2 中的规定。

表 3-2　吸光度测定点

λ（nm）	235（谷）	257（峰）	313（谷）	350（峰大）
吸光系数（$E_{1cm}^{1\%}$）的规定值	124.5	144.0	48.6	106.6
吸光系数（$E_{1cm}^{1\%}$）的许可范围	123.0～126.0	142.8～146.2	47.0～50.3	105.5～108.5

3. 杂散光的检查

可按表 3-3 所列的试剂和浓度配制成水溶液，置于 1 cm 石英吸收池中，在规定的波长处测定透光率，应符合表中的规定。

表 3-3　测量杂散光时规定的透光率值

试剂	质量浓度（g/mL）	测定用波长（nm）	透光率
碘化钠	1.00	220	<0.8%
亚硝酸钠	5.00	340	<0.8%

4. 测定方法

测定时，除另有规定外，应以配制供试品溶液的同批溶剂为空白对照，采用 1 cm 的石英吸收池，在规定的吸收峰波长 ±2 nm 以内测试几个点的吸光度，或由仪器在规定波长附近自动扫描测定，以核对供试品的吸收峰波长位置是否正确。除另有规定外，吸收峰波长应在该品种项下规定的波长 ±2 nm 以内，并以吸光度最大的波长作为测定波长。一般供试品溶液的吸光度读数，以在 0.3～0.7 之间为宜。仪器的狭缝波带宽度宜小于供试品吸收带的半高宽度的 1/10，否则测得的吸光度会偏低；狭缝宽度的选择，应以减小狭缝宽度时供试品的吸光度不再增大为准。由于吸收池和溶剂本身可能有空白吸收，因此测定供试品的吸光度后应减去空白读数，或由仪器自动扣除空白读数后再计算含量。

当溶液的 pH 值对测定结果有影响时，应将供试品溶液的 pH 值和对照品溶液的 pH 值调成一致。

5. 注意事项

（1）使用的吸收池必须洁净，并注意配对使用。量瓶、移液管均应校正、洗净后使用。

（2）取吸收池时，手指应拿毛玻璃面的两侧，装盛样品以池体的 4/5 为度，使用挥发性溶液时应加盖，透光面要用擦镜纸由上而下擦拭干净，检视应无溶剂残留。吸收池放入样品室时应注意方向相同。吸收池用后用溶剂或水冲洗干净，晾干防尘保存。

（3）供试品应取 2 份，如为对照品比较法，对照品一般也应取 2 份。平行操作，每份结果对平均值的偏差应在 ±0.5% 以内。

四、记录和结果的判定

1. 记录仪器型号、测试波长、狭缝宽度等。

2. 将测定结果与药品标准比较，若最大吸收峰完全一致则判定本品符合规定。

第 四 节　技 能 训 练

训练一　党参横切片显微鉴别

【操作准备】

1. 设备仪器

显微镜、载玻片、盖玻片、刀片、毛笔、培养皿等。

2. 药品试剂

党参、水合氯醛试液、甘油醋酸试液、稀甘油、蒸馏水、50% 乙醇、甘油明胶等。

3. 标准规定

党参横切面：木栓细胞数列至十数列，外侧有石细胞，单个或成群；栓内层窄；韧皮部宽广，外侧常现裂隙，散有淡黄色乳管群，并常与筛管群交互排列；形成层成环；木质部导管单个散在或数个相聚，呈放射状排列；薄壁细胞含菊糖。

【操作步骤】

步骤一　材料的制备

样品药材应先清理干净，长形的党参材料应先切成适当大小的块或短段。如较坚硬，则须先使其软化才能切片。

步骤二　切片方法

用左手拇指、食指夹持材料，并用中指托着，使材料略高出食、拇二指，肘关节靠在桌沿，以避免手臂及手腕的摇动，并使材料的切面保持水平。右手执刀片，刀口向内并使刀刃与材料的切面平行，移动右臂使刀锋自左前方向右后方切削，即可得薄片。切出的薄片用毛笔轻轻从刀上拂下，放在盛有蒸馏水或 50% 乙醇的培养皿中，剔除夹持材料及过厚的切片，即得。

步骤三　装片

徒手切片一般不染色，直接封藏在适宜的试剂中，如水合氯醛试液、稀甘油等。取材方法是毛笔选取上述已切好的完整、清晰的薄片，放在清洁的载玻片上，加上所需试剂，盖上盖玻片，即可观察。如果制成半永久性标本片，可用稀甘油洗去水合氯醛试液，然后封藏在熔化了的甘油明胶中。

步骤四　观察和记录

将标本片放在显微镜下，对照《中国药典》标准观察和记录样品的组织结构特征，必要时绘制显微图。

【检验结果】

对照《中国药典》标准以及配套的显微鉴别图谱，判定样品党参的真伪，如图 3-16 所示。

【注意事项】

1. 选择切片刀最好是刀刃一面平，一面凹的特种有柄剃刀，或用比较坚固的保安剃须刀片。

2. 在切片时，材料的切面和刀刃上必须经常加水（较坚实的材料）或 50% 乙醇（较柔软或含黏液的材料）以保持材料湿润，防止材料的干燥收缩和避免切出的薄片粘在刀上，不易取下。

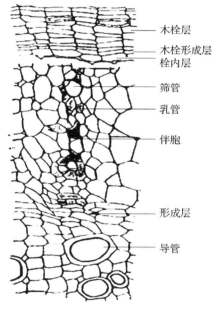

木栓层
木栓形成层
栓内层
筛管
乳管
伴胞
形成层
导管

图 3-16　党参的横切面详图

【评分标准】

党参横切片显微鉴别的评分标准

	考核要点		分值
实验准备（20分）	着装	整齐、整洁	2
	仪器的准备与清洗	仪器选用是否正确	3
		玻璃仪器清洗的顺序是否正确，是否清洗干净	5
	试药与试液的准备	选用试药的规格是否正确	5
		试液的配制方法是否正确	5

考核要点			分值
显微鉴别操作 （55分）	切片	正确选用刀片	5
		切片动作熟练，切出的薄片完整、均匀	10
	装片	正确使用试剂，用量适宜	15
		操作规范、熟练，制作的标本片适合显微观察	10
	观察	正确操作显微镜，认真观察标本片的结构	5
	记录或绘图	记录描述完整、准确，绘制的图谱清晰、美观	5
	实验结束	仪器归位，并填写仪器使用记录	5
		整理试液、物品，恢复至原来位置，桌面是否清理整洁	
记录及报告 （15分）	检验记录	原始记录及报告格式规范	5
		实验记录整洁、真实、完整	5
	检验报告	格式正确、内容完整	5
职业素质 （10分）	文明操作	实验过程中保持台面整洁，无废液、纸屑等	2.5
		实验后台面恢复原状，试剂、仪器放回原处	2.5
	工作条理性	操作系统、流畅、有条理，能合理有序地安排时间	5
总　　分			100

训练二　大黄粉末显微鉴别

【操作准备】

1. 设备仪器

显微镜、载玻片、盖玻片、酒精灯、乳钵、滤纸、筛子、解剖针等。

2. 药品试剂

大黄、水合氯醛试液、甘油醋酸试液、稀甘油、水等。

3. 标准规定

大黄：粉末黄棕色；草酸钙簇晶直径 20～160 μm，有的至 190 μm；具缘纹孔导管、网纹导管、螺纹导管及环纹导管非木化；淀粉粒甚多，单粒呈球形或多角形，直径 3～45 μm，脐点星状，复粒由 2～7 个分粒组成。

【操作步骤】

步骤一　粉末的制备

选择具有代表性的样品适量（10～20 g），用乳钵粉碎，使全部样品通过四至五号筛，备用。

步骤二　制片

于载玻片上滴加湿润剂 1～2 滴，用解剖针挑取粉末少许与湿润剂混合均匀。然后将盖玻片一侧的边沿轻轻压在粉末旁载玻片上，慢慢放下，尽量避免气泡的产生。若湿润剂未充满盖玻片，可在一侧滴加少量湿润剂，使之充满盖玻片；若湿润剂过多而溢出盖玻片，则用滤纸从侧面将过多的湿润剂吸去。保持制片清洁，再置显微镜下观察。一般制片以甘油醋酸试液、水或稀甘油作为湿润剂，若粉末中含有大量淀粉，可以用水合氯醛试液透化制片。操作方法：取水合氯醛试液 1～2 滴于载玻片中央，再挑取粉末少许，混合后在火焰上来回加热，并以解剖针搅拌，补充 2～3 次水合氯醛试液（切勿使溶液蒸干），然后将处理的粉末集中于一处，滴稀甘油 1～2 滴混合后盖上盖玻片，用滤纸清洁盖玻片周围多余溶液，再置镜下观察。

步骤三　观察和记录

将标本片放在显微镜下，对照《中国药典》标准观察和记录样品粉末的显微特征，必要时绘制显微图。

【检验结果】

对照《中国药典》标准以及配套的显微鉴别图谱，判定样品大黄的真伪，大黄根茎粉末图如图 3-17 所示。

【注意事项】

1. 若粉末色泽太暗，不易清楚观察，可先用漂白剂处理粉末。常用漂白剂为过氧化氢、漂白粉或碳酸钙溶液（合金氏溶液），浸渍以后，以沸水及冷水洗涤（离心分离）后，再挑取少许，按一般制片法装片观察。

2. 若粉末油脂太多，可先放在两层滤纸中压去部分油脂后再以水合氯醛试液处理，或直接以脂溶媒——三氯甲烷浸渍，提出油脂后再进行制片观察。

3. 若粉末纤维过多，细胞彼此不易分离，则用 5% 氢氧化钾液浸渍若干小时或水浴上加热浸渍，使组织崩解后再进行制片观察。

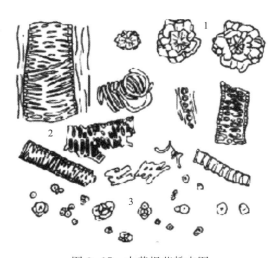

图 3-17　大黄根茎粉末图

1—草酸钙簇晶　2—导管　3—淀粉粒

【评分标准】

大黄粉末显微鉴别的评分标准

考核要点			分值
实验准备 （20分）	着装	整齐、整洁	2
	仪器的准备 与清洗	仪器选用是否正确	3
		玻璃仪器清洗的顺序是否正确，是否清洗干净	5
	试药与试液 的准备	选用试药的规格是否正确	5
		试液的配制方法是否正确	5
显微鉴别操作 （55分）	粉末制备	正确选用粉碎工具	5
		动作熟练，制出的粉末粒度适合、均匀	10
	装片	正确使用试剂，用量适宜	15
		操作规范、熟练，制作的标本片适合显微观察	10
显微鉴别操作 （55分）	观察	正确操作显微镜，认真观察标本片的结构	5
	记录或绘图	记录描述完整、准确，绘制的图谱清晰、美观	5
	实验结束	仪器归位，并填写仪器使用记录	5
		整理试液、物品，恢复至原来位置，桌面是否清理整洁	
记录及报告 （15分）	检验记录	原始记录及报告格式规范	5
		实验记录整洁、真实、完整	5
	检验报告	格式正确、内容完整	5
职业素质 （10分）	文明操作	实验过程中保持台面整洁，无废液、纸屑等	2.5
		实验后台面恢复原状，试剂、仪器放回原处	2.5
	工作条理性	操作过程系统、流畅、有条理，能合理有序地安排时间	5
总　　分			100

训练三　薄层色谱法鉴别丹参

【操作准备】

1. 设备仪器

硅胶 G 薄层板、毛细管点样器、双槽展开缸、紫外光灯、离心机等。

2. 药品试剂

丹参（山东等各地样品）、丹参药材对照品、丹参酮ⅡA 对照品、丹酚酸 B 对照品、乙醇、三氯甲烷、甲苯、乙酸乙酯、甲醇、甲酸、石油醚、乙醚等。丹参药材如图 3-18 所示。

3. 标准规定

取本品粉末 1 g，加乙醇 5 mL，超声处理 15 min，离心取上清液作为供试品溶液。另取丹参药材对照品 1 g，同法制成药材对照品溶液。再取丹参酮ⅡA 对照品、丹酚酸 B 对照品，加乙醇制成每1 mL 分别含 0.5 mg 和 1.5 mg 的混合溶液，作为对照品溶液。照薄层色谱法（通则 0502）试验，吸取上述三种溶液各 5 μL 分别点于同一硅胶 G 薄层板上，使其成条状，以三氯甲烷-甲苯-乙酸乙酯-

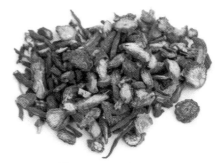

图 3-18　丹参药材

甲醇-甲酸（6∶4∶8∶1∶4）为展开剂，展至约 4 cm 取出，晾干，再以石油醚（60～90 ℃）-乙酸乙酯（4∶1）为展开剂，展开，展至约 8 cm 取出，晾干，分别在日光及紫外光灯（365 nm）下检视。供试品色谱中，在与对照药材色谱和对照品色谱相对应的位置上，显相同颜色的斑点或荧光斑点。

【操作步骤】

步骤一　薄层板制备

使用高效硅胶预制薄层板，或自制硅胶 G 薄层板，临用时 110 ℃ 活化 30 min。

步骤二　点样

（1）点样样品制备

鉴别 1：分别取各地产丹参粉末 1 g，加乙醚 5 mL，振摇，放置 1 h，过滤，滤液挥干，加乙酸乙酯 1 mL 溶解残渣，与丹参酮ⅡA 同板点样，用于鉴别丹参中丹参酮ⅡA。

鉴别 2：分别取各地产丹参粉末 0.2 g，加 75% 的甲醇 25 mL，加热回流 1 h，防冷，滤过，滤液浓缩至 1 mL，与丹酚酸 B 同板点样，用于鉴别丹参中丹酚酸 B。

（2）对照药材溶液制备

取丹参对照药材粉末照（1）中鉴别 1、2 同法处理制成对照药材溶液。

（3）丹参酮ⅡA 对照品、丹酚酸 B 对照品溶液制备

鉴别 1：取丹参酮ⅡA 对照品，加乙酸乙酯制成每 1 mL 含 1 mg 的溶液。

鉴别 2：取丹酚酸 B 对照品，加 75% 的甲醇制成每 1 mL 含 2 mg 的溶液。

（4）点样操作

鉴别 1：点样量 2 μL，条带状点样，条带宽度为 4 mm，条带间距为 6 mm，原点距底边 10 mm。

鉴别 2：点样量 2 μL，条带状点样，条带宽度为 10 mm，条带间距为 5 mm，原点距底边 10 mm。

步骤三　展开

鉴别1：使用20 cm×10 cm双槽展开缸，展开剂为甲苯-乙酸乙酯（19∶1），20 mL，展开缸一侧槽中加入展开剂，预平衡15 min，上行展开，展距为8 cm。

鉴别2：使用20 cm×10 cm双槽展开缸，展开剂为甲苯-三氯甲烷-乙酸乙酯-甲醇-甲酸（2∶3∶4∶0.5∶2），20 mL，展开缸一侧槽中加入展开剂，预平衡15 min，上行展开，展距为8 cm。

步骤四　检视

鉴别1：置可见光下检视。

鉴别2：置紫外灯（254 nm）下检视。

【检验结果】

丹参中丹参酮ⅡA及丹酚酸B的鉴别应如图3-19和图3-20所示。

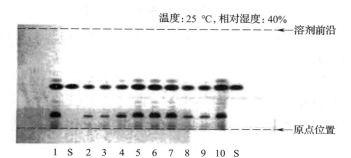

图3-19　丹参中丹参酮ⅡA的鉴别

S—丹参酮ⅡA　1，10—丹参对照药材　2～9—丹参（产于各地）

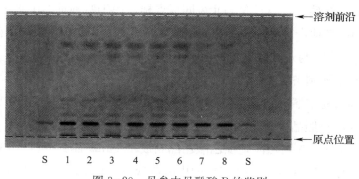

图3-20　丹参中丹酚酸B的鉴别

S—丹酚酸B　1～8—丹参（产于各地）

【注意事项】

1.《中国药典》对丹参薄层鉴别的规定为以乙醇提取后的浸提液同板测定丹参酮ⅡA和丹酚酸B，实际操作中为提高辨识度，使用乙醚和甲醇分别提取后，分别检视，对照效果更好。

2. 薄层板应在临用前活化。

3. 展开剂使用新鲜溶剂配制，防止放置过久吸水过多，影响分离效果。

4. 点样应按照要求，定量点成规定的原点，避免原点斑点过大。

5. 展开槽事先饱和，注意展开距离不要超过 8 cm。

6. 分别使用紫外灯和可见光检视。

【评分标准】

薄层色谱法鉴别丹参的评分标准

考核要点			分值
实验准备 （25分）	着装	整齐、整洁	2
	设备的准备 与清洗	正确选用层析设备，选择薄层板	5
		保持台面、仪器整洁	3
	药品、试液 的准备	正确选择药材、药材对照品、标准对照品	5
		正确提取药材、药材对照品供试液	5
		正确配制标准品溶液	5
检验过程操作 （55分）	点样及 展开操作	正确进行各类供试液点样	10
		正确进行展开液配制	10
		正确进行展开槽饱和	10
		正确进行展开操作	10
		观察分离现象，记录可靠	5
	检识操作	正确进行检视与识别，拍照并填写结果记录	5
		整理物品，用物归原，保持桌面清洁	5
记录及报告 （10分）	检验记录	原始记录及报告格式规范	5
		实验数据记录整洁、真实、完整	
	检验报告	正确处理检测数据	5
职业素质 （10分）	文明操作	实验过程中保持台面整洁，无废液、纸屑等	2.5
		实验后台面恢复原状，试剂、仪器放回原处	2.5
	工作条理性	操作过程系统、流畅、有条理，能合理有序地安排时间	5
总　　分			100

训练四　薄层色谱法鉴别一捻金中的人参

【操作准备】

1. 设备仪器

硅胶 G 薄层板、毛细管点样器、双槽展开缸、超声波清洗机、抽滤设备、电加热套、烧杯、三角烧瓶等。

2. 药品试剂

一捻金、人参对照药材、人参皂苷 Rh 对照品、人参皂苷 Re 对照品、人参皂苷 Rf 对照品、人参皂苷 Rg1 对照品、三氯甲烷、正丁醇、氨试液、甲醇、硫酸、乙醇、水等。

3. 标准规定

《中国药典》一部一捻金鉴别项下对其薄层鉴别的操作做如下规定。

取本品 2.5 g，加三氯甲烷 40 mL，超声处理 30 min，滤过，弃去三氯甲烷液，残渣挥去溶剂，加水饱和的正丁醇 50 mL，超声处理 30 min，滤过，滤液用三倍量氨试液洗涤，分取正丁醇液，蒸干，残渣加甲醇 1 mL 使其溶解，作为供试品溶液。另取人参对照药材 1 g，同法制成对照药材溶液。再取人参皂苷 Rh 对照品、人参皂苷 Re 对照品、人参皂苷 Rf 对照品、人参皂苷 Rg1 对照品，加甲醇制成每 1 mL 各含 1 mg 的混合溶液，作为对照品溶液。照薄层色谱法通则（0502）试验，吸取上述三种溶液各 1～3 μL，分别点于同一硅胶 G 薄层板上，以三氯甲烷-甲醇-水（13：7：2）10 ℃以下放置 12 h 的下层溶液为展开剂，展开，取出，晾干，喷以 10% 的硫酸-乙醇溶液，在 105 ℃加热至斑点显色清晰，日光下检视。供试品色谱中，在与对照药材色谱和对照品色谱相对应的位置上，显相同颜色的斑点。

【操作步骤】

步骤一　薄层板制备

使用高效硅胶预制薄层板，或自制硅胶 G 薄层板，临用时 110 ℃活化 30 min。

步骤二　点样

（1）样品制备。一捻金（散剂）2.5 g，加三氯甲烷 40 mL，超声处理 30 min，滤过，弃去三氯甲烷液，残渣挥去溶剂，加水饱和的正丁醇 50 mL，超声处理 30 min，滤过，滤液用三倍量氨试液洗涤，分取正丁醇液，蒸干，残渣加甲醇 1 mL 使其溶解，作为供试品溶液。

取人参对照药材 1 g，同法制成对照药材溶液。

取人参皂苷 Rh 对照品、人参皂苷 Re 对照品、人参皂苷 Rf 对照品、人参皂苷 Rg1 对照品，加甲醇制成每 1 mL 各含 1 mg 的混合溶液，作为对照品溶液。

（2）点样。上述三种溶液点样量 1～3 μL，点于同一薄层板上，条带状点样，条带宽度为 4 mm，条带间距为 6 mm，原点距底边 10 mm。

步骤三　展开

使用 20 cm×10 cm 双槽展开缸，以三氯甲烷-甲醇-水（13：7：2）10 ℃以下放置 12 h 的下层溶液为展开剂。在展开缸一侧槽中加入 20 mL 展开剂，预平衡 15 min，上行展开，展距为 8 cm。

步骤四　检视

展开后晾干，喷以 10％的硫酸-乙醇溶液，在 105 ℃加热至斑点显色清晰，日光下检视。

【检验结果】

供试品色谱中，在与对照药材色谱和对照品色谱相对应的位置上，显相同颜色的斑点。
一捻金薄层色谱鉴别表应如图 3-21 所示。

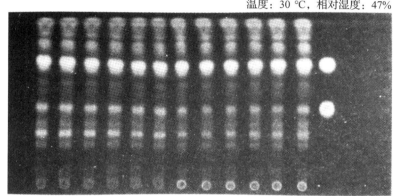

温度：30 ℃，相对湿度：47%

图 3-21　一捻金薄层色谱鉴别表

【注意事项】

1. 薄层板应临用前活化。

2. 展开剂使用新鲜溶剂配制，防止放置过久吸水过多，影响分离效果。

3. 点样应按照要求，定量点成规定的原点，避免原点斑点过大。

4. 展开槽事先饱和，注意展开距离不要超过 8 cm。

【评分标准】

薄层色谱法鉴别一捻金中的人参评分标准

考核要点			分值
实验准备 （25分）	着装	整齐、整洁	2
	设备的准备 与清洗	正确选用层析设备、选择薄层板	5
		保持台面、仪器整洁	3
	药品与试液 的准备	正确选择药材、药材对照品、标准对照品	5
		正确提取药材、药材对照品供试液	5
		正确配制标准品溶液	5

	考核要点		分值
检验过程操作 （55分）	点样及 展开操作	正确进行各类供试液点样	10
		正确进行展开液配制	10
		正确进行展开槽饱和	10
		正确进行展开操作	10
		观察分离现象，记录可靠	5
	检识操作	正确进行检视与识别，拍照并填写结果记录	5
		整理物品，用物归原，保持桌面清洁	5
记录及报告 （10分）	检验记录	原始记录及报告格式规范	5
		实验数据记录整洁、真实、完整	
	检验报告	正确处理检测数据	5
职业素质 （10分）	文明操作	实验过程中保持台面整洁，无废液、纸屑等	2.5
		实验后台面恢复原状，试剂、仪器放回原处	2.5
	工作条理性	操作过程系统、流畅、有条理，能合理有序地安排时间	5
总　　分			100

训练五　鉴别阿魏的紫外-可见吸收光谱

【操作准备】

1. 设备仪器

小型粉碎机、分析天平（感量 0.001 g）、超声波清洗仪、紫外-可见分光光度计、容量瓶（25 mL、50 mL）、刻度吸管（1 mL）等。

2. 药品试剂

阿魏、无水乙醇。

3. 标准规定

《中国药典》规定，照紫外-可见分光光度法（通则 0401）测定，本品在 323 nm 的波长处应有最大吸收。

【操作步骤】

步骤一　制备供试品溶液

取本品粉碎，称取粉末 0.2 g，置 25 mL 容量瓶中，加无水乙醇适量，超声处理 10 min，加无水乙醇稀释至刻度，摇匀，滤过，取滤液 0.2 mL，置 50 mL 容量瓶中，加无水乙醇至刻度，摇匀，即得。

步骤二　测定吸收光谱

以无水乙醇为空白对照，将供试品溶液照紫外-可见分光光度法（通则 0401）在 190～800 nm 波长范围内扫描测定，得到以波长 λ（nm）为横坐标，以吸光度 A 为纵坐标的吸收光谱。

【检验结果】

吸收光谱在 323 nm 的波长处应有最大吸收。

【注意事项】

1. 取吸收池时，手指应置于毛玻璃面的两侧。

2. 装盛样品以池体的 4/5 为度。

3. 吸收池放入样品室时应注意方向相同。

【评分标准】

鉴别阿魏的紫外-可见吸收光谱评分标准

考核要点			分值
实验准备 （20分）	着装	整齐、整洁	2
	仪器的准备 与清洗	仪器选用是否正确	3
		玻璃仪器清洗的顺序是否正确，是否清洗干净，需要干燥处理的玻璃仪器是否符合要求	5
	试药与试液 的准备	选用试药的规格是否正确	5
		试液的配制方法是否正确	5
检验过程操作 （55分）	吸收光谱测定	正确准备紫外-可见分光光度计	10
		正确使用粉碎机	5
		正确准备供试液	10
		正确使用紫外-可见分光光度计测定吸收光谱	20
	实验结束	仪器归位，并填写仪器使用记录	5
		整理试液、物品，恢复至原来位置，桌面是否清理整洁	5
记录及报告 （15分）	检验记录	原始记录及报告格式规范	5
		实验数据记录整洁、真实、完整	5
	检验报告	正确处理检测数据	5
职业素质 （10分）	文明操作	实验过程中保持台面整洁，无废液、纸屑等	2.5
		实验后台面恢复原状，试剂、仪器放回原处	2.5
	工作条理性	操作过程系统、流畅、有条理，能合理有序地安排时间	5
总　　分			100

训练六　鉴别保心片的紫外-可见吸收光谱

【操作准备】

1. 设备仪器

研钵、紫外-可见分光光度计、量筒（100 mL）、容量瓶（25 mL）、移液管（1 mL）等。

2. 药品试剂

保心片、蒸馏水。

3. 标准规定

《中国药典》规定，照紫外-可见分光光度法（通则 0401）测定，本品在 283 nm 的波长处应有最大吸收。

【操作步骤】

步骤一　制备供试品溶液

称取本品 1 片，研细，加蒸馏水 100 mL 搅拌使其溶解，滤过，取滤液 1 mL 加蒸馏水至 25 mL，摇匀，即得。

步骤二　测定吸收光谱

以水为空白对照，将供试品溶液照紫外-可见分光光度法（通则 0401）在 190～800 nm 波长范围内扫描测定，得到以波长 λ（nm）为横坐标，以吸光度 A 为纵坐标的吸收光谱。

【检验结果】

吸收光谱在 283 nm 的波长处应有最大吸收。

【注意事项】

1. 取吸收池时，手指应置于毛玻璃面的两侧。
2. 装盛样品以池体的 4/5 为度。
3. 吸收池放入样品室时应注意方向相同。

【评分标准】

鉴别保心片的紫外-可见吸收光谱评分标准

	考核要点		分值
实验准备（20分）	着装	整齐、整洁	2
	仪器的准备与清洗	仪器选用是否正确	3
		玻璃仪器清洗的顺序是否正确，是否清洗干净，需要干燥处理的玻璃仪器是否符合要求	5
	试药与试液的准备	选用试药的规格是否正确	5
		试液的配制方法是否正确	5

续表

	考核要点		分值
检验过程操作 （55分）	吸收光谱测定	正确准备紫外-可见分光光度计	15
		正确准备供试液	10
		正确使用紫外-可见分光光度计测定吸收光谱	20
	实验结束	仪器归位，并填写仪器使用记录	5
		整理试液、物品，恢复至原来位置，桌面是否清理整洁	5
记录及报告 （15分）	检验记录	原始记录及报告格式规范	5
		实验数据记录整洁、真实、完整	5
	检验报告	正确处理检测数据	5
职业素质 （10分）	文明操作	实验过程中保持台面整洁，无废液、纸屑等	2.5
		实验后台面恢复原状，试剂、仪器放回原处	2.5
	工作条理性	操作过程系统、流畅、有条理，能合理有序地安排时间	5
总　分			100

单 元 测 试 题

一、单项选择题（下列每题的选项中，只有 1 个是正确的，请将其代号填在括号中）

1. 黄连粉末中可见（　　）。
   A. 黄色石细胞及中柱鞘纤维　　　　B. 长方形鳞叶表皮细胞及草酸钙方晶
   C. 黄色石细胞及草酸钙方晶　　　　D. 直径较大的具缘纹孔导管及木纤维

2. 粉末镜检可见草酸钙簇晶，来源于毛茛科植物的药材是（　　）。
   A. 关木通　　　　B. 黄连　　　　C. 牡丹皮　　　　D. 大黄

3. 红花组织中分布有（　　）。
   A. 分泌腔　　　　B. 分泌管　　　　C. 乳汁管　　　　D. 树脂道

4. 金银花的花粉粒（　　）。
   A. 呈球形，外壁光滑　　　　B. 呈球形，外壁具网状纹理
   C. 呈椭圆形，表面光滑　　　　D. 呈球形，外壁具细刺状突起

5. 薄层色谱的固定相是指（　　）。
   A. 玻璃板
   B. 塑料

C. 硅胶

D. 硅胶及其他可用于展开剂分离样品的物质

6. 薄层鉴别对照品溶液和供试品溶液中相应的主斑点，分离度应大于（　　）。

A. 0.5　　　　　　B. 1.0　　　　　　C. 1.5　　　　　　D. 2.0

7. 高效薄层板的分类根据是（　　）。

A. 固定相的不同　　　　　　　　　B. 固定相粒径的不同

C. 是否含有荧光剂　　　　　　　　D. 支持物的不同

8. 自制薄层板时常用的黏合剂是（　　）。

A. 硅胶 G　　　　　B. 硅胶 F　　　　　C. 微晶纤维素　　　D. 煅石膏

9.《中国药典》薄层鉴别法操作规则中对点样直径的要求为不超过（　　）mm。

A. 2　　　　　　　B. 3　　　　　　　C. 4　　　　　　　D. 5

10. 薄层色谱与柱色谱的区别是（　　）。

A. 鉴别样品的数量　　　　　　　　B. 鉴别样品的时间

C. 固定相的价格　　　　　　　　　D. 操作系统的封闭与否

11. 薄层色谱鉴别中，分离亲脂性较强的成分时，应采用的展开剂性质为（　　）。

A. 极性较小的　　　B. 极性较大的　　　C. 亲脂性的　　　　D. 亲水性的

12. 对点样容积描述正确的是（　　）。

A. 越大越好　　　　　　　　　　　B. 斑点大则容积大

C. 应控制在一定直径内　　　　　　D. 尽量缩小

13. 相对湿度对薄层鉴别影响最大的因素是（　　）。

A. R_f 值　　　　　B. 重现性　　　　　C. 分辨率　　　　　D. 分离速度

14. 温度对薄层色谱影响最大的因素是（　　）。

A. R_f 值　　　　　B. 重现性　　　　　C. 分辨率　　　　　D. 分离速度

15. 利用紫外-可见吸收光谱鉴别中药的原理是化合物都具有各自的吸收光谱特征，其吸收光谱定性分析参数不包括（　　）。

A. 吸收光谱的形状　　　　　　　　B. 吸收峰的数目

C. 吸收强度　　　　　　　　　　　D. 最大吸收波长

16. 紫外-可见分光光度计由光源、单色器、（　　）、检测器和信号显示处理系统 5 部分组成。

A. 吸收池　　　　　B. 流通池　　　　　C. 比色皿　　　　　D. 透镜

17. 常用来提供紫外光区光源的是（　　）。

A. 钨灯　　　　　　B. 卤钨灯　　　　　C. 氘灯　　　　　　D. 白炽灯

18. 一般测定时溶液的吸光度读数，以在（　　）为宜。

    A. 0.2～0.8   B. 0.3～0.7   C. 0.1～1.0   D. 1.0～2.0

二、多项选择题（下列每题的选项中，有 2 个或 2 个以上正确答案，少选或多选均不得分，请将其代号填在括号中）

1. 含有菊糖、乳管的中药有（　　）。

    A. 桔梗   B. 党参

    C. 白术   D. 麦冬

    E. 川贝母

2. 含树脂道的药材有（　　）。

    A. 百部   B. 人参

    C. 郁金   D. 三七

    E. 五加皮

3. 木栓细胞中含有石细胞的药材是（　　）。

    A. 黄芩   B. 苍术

    C. 麦冬   D. 白术

    E. 木香

4. 有异常维管束的药材是（　　）。

    A. 大黄   B. 牛膝

    C. 何首乌   D. 商陆

    E. 鸡血藤

5. 大黄粉末中可见（　　）。

    A. 草酸钙簇晶大，棱角大多短钝   B. 淀粉粒

    C. 导管为网纹或具缘纹孔   D. 木纤维

    E. 大型黏液腔

6. 味连粉末的显微特征有（　　）。

    A. 石细胞黄色，壁孔明显

    B. 中柱鞘纤维黄色

    C. 木纤维较细长

    D. 鳞叶表皮细胞壁微波状弯曲，或作连珠状增厚

    E. 导管为具缘纹孔导管

7. 甘草粉末的显微特征有（　　）。

    A. 纤维成束，晶鞘纤维较多   B. 具缘纹孔导管较大

C. 淀粉粒多为单粒　　　　　　　　D. 木栓细胞呈多角形、红棕色

E. 棕色块状物

8. 天麻粉末镜检可见（　　）。

A. 淀粉粒多为单粒　　　　　　　　B. 厚壁细胞呈多角形，壁孔明显

C. 草酸钙针晶散在或成束　　　　　D. 螺纹、网纹及环纹导管

E. 薄壁细胞含颗粒状物质

9. 中药材和中药制剂的对照物质包括（　　）。

A. 对照品　　　　　　　　　　　　B. 有效成分

C. 代表性成分　　　　　　　　　　D. 对照药材

E. 对照提取物

10. 影响薄层色谱的因素有（　　）。

A. 供试液的净化程度　　　　　　　B. 吸附剂的性能

C. 点样的质量　　　　　　　　　　D. 展开剂的组成

E. 对照品的纯度

三、判断题（下列判断正确的请打"√"，错误的打"×"）

1. 人参、三七的粉末显微特征都含树脂道。　　　　　　　　　　（　　）

2. 味连根茎横切面髓部可见石细胞。　　　　　　　　　　　　　（　　）

3. 川牛膝的根横切面有异常维管束4～11轮。　　　　　　　　　（　　）

4. 金银花粉末中花粉粒众多，黄色球形，外壁具细刺状突起。　　（　　）

5. 槟榔的错入组织由种皮内层和外胚乳的折合层不规则伸入内胚乳而成。（　　）

6. 茯苓粉末可见较多菌丝细长，稍弯曲；少量草酸钙方晶。　　　（　　）

7. 紫外-可见分光光度计需要做波长的校正、吸光度准确度的校正、杂散光的检查等。

（　　）

8. 利用紫外-可见分光光度计测定，实验结束后需要记录仪器型号、测试波长、狭缝宽度等。　　　　　　　　　　　　　　　　　　　　　　　　　　　　（　　）

9. 尽管中药成分复杂，但在一定测试条件下，只要其成分的组成与含量相对稳定，则其紫外吸收光谱具有一定的特征性和重现性，可以用于定性鉴别。　　　　（　　）

单 元 测 试 题 答 案

一、单项选择题

1. A　　2. C　　3. B　　4. D　　5. D　　6. B　　7. B　　8. D　　9. C　　10. D

11. A　12. C　13. C　14. A　15. C　16. A　17. C　18. B

二、多项选择题

1. AB　2. BDE　3. ABD　4. ABCDE　5. ABC　6. ABCD

7. ABCDE　8. BCDE　9. ADE　10. ABCDE

三、判断题

1. √　2. ×　3. √　4. √　5. √　6. ×　7. √　8. √　9. √

第4单元
中药检查

第一节 氯化物、铁盐的检查

 培训目标

➢ 掌握氯化物、铁盐检查的方法，了解氯化物、铁盐检查的意义。

➢ 能根据要求按标准操作规程，制备标准溶液、供试品溶液。

➢ 能按操作规程完成氯化物、铁盐检测操作，进行正确比对，并出具检验合格报告单。

一、氯化物的检查

氯化物广泛存在于自然界，在生产过程中常用到盐酸、盐酸盐等试剂，因此氯化物极易进入药物中。氯化物对人体无害，但氯化物检查结果可以显示药品的纯度，间接考核药物的生产、贮藏过程是否正常，因此氯化物常作为信号杂质检查。

1. 检查原理

药物中的微量氯化物在硝酸酸化条件下与硝酸银反应，生成氯化银胶体微粒而显白色混浊，与一定量的标准氯化钠溶液在相同条件下产生的氯化银混浊程度比较，判断供试品中氯化物含量是否符合限量规定。

$$Cl^- + Ag^+ \longrightarrow AgCl\downarrow （白色）$$

2. 检查操作

（1）标准氯化钠溶液的制备。称取氯化钠 0.165 g，置 1 000 mL 量瓶中，加水适量使其溶解并稀释至刻度，摇匀，作为贮备液。

临用前，精密量取贮备液 10 mL，置于 100 mL 量瓶中，加水稀释至刻度，摇匀，即得（每 1 mL 相当于 10 μg 的氯）。

（2）检查操作。除另有规定外，依照氯化物检查法（通则 0801）操作。

3. 结果判断

供试品溶液的混浊比对照液浅或接近，则氯化物限量检查符合规定；若供试品溶液的混浊比对照液深，则氯化物限量检查不符合规定。

4. 注意事项

（1）测定条件下，氯化物浓度以 50 mL 中含氯 50～80 μg 为宜，相当于标准氯化钠溶液 5～8 mL。此范围内氯化物所显混浊度明显，便于比较。应以此计算供试品取样量范围。

（2）加硝酸可避免弱酸银盐，如碳酸银、磷酸银及氧化银沉淀的干扰，且可加速氯化银沉淀的生成并产生较好的乳浊。酸度以 50 mL 供试溶液中含稀硝酸 10 mL 为宜。

（3）供试品溶液如不澄明，应过滤，应先用含硝酸的蒸馏水洗净滤纸中的氯化物。

（4）供试品如带颜色，常采用内消色法处理，即取供试品溶液 2 份，分置 50 mL 纳氏比色管中。一份加硝酸银试液 1.0 mL，摇匀，放置 10 min，如显混浊，可反复过滤，至滤液完全澄清，再加规定量的标准氯化钠溶液与水适量使成 50 mL，摇匀，在暗处放置 5 min，作为对照溶液；另一份加硝酸银试液 1.0 mL 与水适量使成 50 mL，摇匀，在暗处放置 5 min，对两管进行比浊操作。

（5）操作时的温度一般控制在 30～40 ℃，可产生最大的混浊度，结果也较恒定；若在 20 ℃以下，生成氯化银混浊的速度较慢，也不恒定。

（6）检查氯化物时，应按规定操作程序进行，先制成约 40 mL 水溶液，再加硝酸银试液，以免在较高浓度的氯化物存在时产生沉淀，影响比浊结果。加入硝酸银试液后，宜缓慢地混匀，如过快则生成的混浊减少。另外，标准管与供试管必须平行进行实验，如加入试剂的程序及放置时间应一致，所用纳氏比色管的规格一致，比浊时同置于黑色衬底上自上而下观察。

二、铁盐的检查

微量铁盐的存在可能会加速药物的氧化和降解，因此需控制其存在量，《中国药典》采用硫氰酸盐法。

1. 检查原理

铁盐在盐酸酸性溶液中，与硫氰酸盐作用生成红色可溶性的硫氰酸铁配离子，与一定量标准铁溶液用同法处理后进行比较。

$$Fe^{3+} + 6SCN^- \longrightarrow [Fe(SCN)_6]^{3-}$$

2. 检查操作

（1）标准铁溶液的制备。称取硫酸铁铵 0.863 g 于 1 000 mL 量瓶中，加水溶解后，加硫酸 2.5 mL，用水稀释至刻度，摇匀，作为贮备液。临用前，精密量取贮备液 10 mL，置于 100 mL 量瓶中，定容（每 1 mL 相当于 10 μg 的铁）。

（2）检查法。除另有规定外，依照铁盐检查法（通则 0807）操作。

3. 结果判断

供试品溶液的颜色比对照液浅或接近，则铁盐限量检查符合规定；若供试品溶液的颜色比混浊比对照液深，则铁盐限量检查不符合规定。

4. 注意事项

（1）在测定条件下，适宜的比色浓度为 50 mL 中含铁 10～50 μg，相当于标准铁溶液 1.0～5.0 mL，在此范围内色泽梯度明显。

（2）加入盐酸，可加速 Fe^{3+} 的水解，以 50 mL 溶液中含稀盐酸 4 mL 为宜。

（3）加入氧化剂过硫酸铵，将供试品中 Fe^{2+} 氧化成 Fe^{3+}，同时可防止硫氰酸铁因光照还原或分解褪色。

（4）铁盐与硫氰酸根离子的反应为可逆反应，加入过量的硫氰酸铵可增加产物配离子的稳定性，提高反应灵敏度，还能消除 Cl^-、PO_4^{3-}、SO_4^{2-}、枸橼酸等离子与 Fe^{3+} 形成有色配合物而干扰检查。

（5）某些药物，如葡萄糖、糊精、硫酸氢钠和硫酸镁等在检查过程中加硝酸处理，则不再加过硫酸铵，但必须加热煮沸除去一氧化氮，因硝酸中可能含亚硝酸，其能与硫氰酸根离子作用，生成红色亚硝酰氰化物，影响比色。

第二节 相对密度的检查

 培训目标

➤ 熟悉相对密度的概念。

➤ 能进行相对密度的测定。

一、概述

相对密度是指在相同的温度、压力条件下，某物质的密度与水的密度之比。除另有规定外，温度为 20 ℃。

纯物质的相对密度在特定的条件下为不变的常数。但如物质的纯度不够，则其相对密度的测定值会随着纯度的变化而改变。因此，测定药品的相对密度，可用以检查药品的纯杂程度。

液体药品的相对密度一般用比重瓶（见图 4-1）测定，易挥发液体的相对密度可用韦氏比重秤（见图 4-2）测定。用比重瓶测定时的环境（指比重瓶和天平的放置环境）温度应略低于 20 ℃或各品种项下规定的温度。

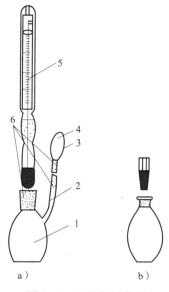

图 4-1　比重瓶示意图

a）第一法　b）第二法

1—比重瓶主体　2—侧管　3—侧孔

4—罩　5—温度计　6—玻璃磨口

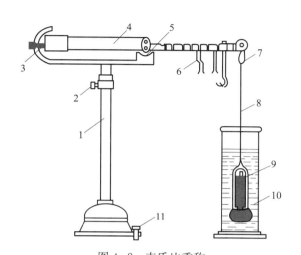

图 4-2　韦氏比重称

1—支架　2—调节器　3—指针　4—横梁　5—刀口

6—游码　7—小钩　8—细铂丝　9—玻璃锤

10—玻璃圆筒　11—水平调整螺钉

二、比重瓶法

1. 检查原理

比重瓶具有一定的容积，在一定温度下，用同一比重瓶分别称取等体积的样品溶液与蒸馏水的质量，通过两者的质量比即可求出该样品溶液的相对密度。

2. 检查操作

除另有规定外，按相对密度测定法（通则 0601 比重瓶法）操作。

（1）第一法（使用图 4-1a 所示比重瓶）

1）比重瓶质量的称定。将比重瓶洗净、干燥，精密称定质量，准确至 mg。

2）供试品质量的测定。取上述已称定质量的比重瓶，装满供试品（温度应低于 20 ℃或各品种项下规定的温度），装上温度计（瓶中应无气泡），置于 20 ℃（或各品种项下规定的温度）的水浴中放置若干分钟，使内容物的温度达到 20 ℃（或各品种项下规定的温度），用滤纸除去溢出侧管的液体，待液体不再溢出（说明温度已平衡），立即盖上罩。然后将比重瓶自水浴中取出，再用滤纸将比重瓶的外面擦净，迅速称定质量，准确至 mg，减去比重瓶的质量，求得供试品的质量。

3）水质量的测定。求得供试品的质量后，将供试品倾去，洗净比重瓶，装满新沸过的冷水，再照供试品质量的测定法测得同一温度时水的质量。根据供试品和水的质量，可计算出供试品的相对密度。

（2）第二法（使用图 4-1b 所示比重瓶）

1）比重瓶质量的称定。将比重瓶洗净、干燥，精密称定质量，准确至 mg。

2）供试品质量的测定。取洁净、干燥并精密称定质量的比重瓶，装满供试品（温度应低于 20 ℃或各品种项下规定的温度）后，插入中心有毛细孔的瓶塞，用滤纸将从塞孔溢出的液体擦干，置 20 ℃（或各品种项下规定的温度）恒温水浴中，放置若干分钟，随着供试液温度的上升，过多的液体将不断从塞孔溢出，随时用滤纸将瓶塞顶端擦干，待液体不再由塞孔溢出，迅即将比重瓶自水浴中取出，照上述第一法，自"再用滤纸将比重瓶的外面擦净"起，依法测定，即得。

（3）煎膏剂相对密度测定法。煎膏剂为半流体，比较黏稠，若直接用比重瓶法测定，煎膏不易完全充满比重瓶，也可能会有气泡混入，多余的液体也不易溢出擦干，因此，一般加入一定量的水稀释后，再用比重瓶法测定。凡加入药材细粉的煎膏剂，不再检查相对密度。

1）除另有规定外，取供试品适量，精密称定，加水约 2 倍，精密称定，混匀，作为供试品溶液。

2）照上述比重法测定，按下式计算，即得。

$$供试品相对密度 = \frac{m_1 - m_1 \times f}{m_2 - m_2 \times f}$$

$$f = \frac{加水供试品中的水的质量}{供试品质量 + 加水供试品中的水的质量}$$

式中 m_1——比重瓶内供试品溶液的质量，g；

m_2——比重瓶内水的质量，g。

3. 结果判断

按下式计算供试品的相对密度，与规定值进行比较，判断。

$$供试品的相对密度 = \frac{供试品的质量}{水的质量}$$

4. 注意事项

（1）比重瓶必须洁净、干燥（所附温度计不能加热干燥），操作顺序为先称量空比重瓶的质量，再装供试品称重，最后装水称重。

（2）装过供试液的比重瓶必须冲洗干净，如供试品为油剂，测定后应尽量倾去，连同瓶塞可先用石油醚和三氯甲烷冲洗数次，待油完全洗去，再以乙醇、水冲洗干净，再依法测定水重。

（3）供试品及水装瓶时，应小心沿壁倒入比重瓶内，避免产生气泡，如有气泡，应稍放置待气泡消失后再调温称重。供试品如为糖浆剂、甘油等黏稠液体，装瓶时更应缓慢沿壁倒入，因黏稠度大的液体产生的气泡很难逸去，从而影响测定结果。

（4）将比重瓶从水浴中取出时，应用手指拿住瓶颈，而不能拿瓶肚，以免液体因手温影响导致体积膨胀外溢。

（5）测定有腐蚀性供试品时，为避免腐蚀天平盘，称量时可将一表面皿放置天平盘上，再放比重瓶称量。

（6）当天气温度高于 20 ℃或各药品项下规定的温度时，必须设法调节环境温度，至略低于规定的温度。

5. 实例

银黄口服液相对密度的测定：本品为合剂，故采用比重瓶法测定。药品标准规定其相对密度≥1.05 g/mL。

比重瓶＋供试品的质量为 32.150 g，比重瓶重的质量为 21.597 g。

供试品的质量＝32.150 g－21.597 g＝10.553 g。

比重瓶＋水的质量为 31.530 g，比重瓶的质量为 21.597 g。

水的质量＝31.530 g－21.597 g＝9.933 g。

银黄口服液的相对密度＝10.553 g/9.933 g＝1.06。

三、韦氏比重秤法

1. 检查原理

根据阿基米德定律，一定体积的物体（如比重秤的玻璃锤）在不同液体中所受的浮力与该液体的相对密度成正比。本法适用于供试品量较多且易挥发的液体药品，如挥发油等。操作简便，可直接读取相对密度数值。

2. 检查操作

除另有规定外，按相对密度测定法（通则 0601 韦氏比重秤法）操作。

（1）仪器的调整。将 20 ℃时相对密度为 1 的韦氏比重秤（见图 4-2），安放在操作台上，放松调节器，将托架升至适当高度后拧紧螺钉，将横梁置于托架玛瑙刀座上，将等重砝码挂在横梁右端的小钩上，调整水平调整螺钉，使指针与支架左上方另一指针对准，即为平衡，将等重砝码取下，换上玻璃锤，此时必须保持平衡（允许有±0.005 g 的误差）。否则应予以校正。

（2）用水校正。取 20 ℃时相对密度为 1 的韦氏比重秤，用新沸过的冷水将所附玻璃圆筒装至八分满，置 20 ℃（或各品种项下规定的温度）的水浴中，搅动玻璃圆筒内的水，调节温度至 20 ℃（或各品种项下规定的温度），将悬于秤端的玻璃锤浸入圆筒内的水中，秤臂右端悬挂游码于 1.000 0 处，调节秤臂左端平衡用的螺旋使之平衡。

（3）供试品的测定。将玻璃圆筒内的水倾去，拭干，装入供试液至相同的高度，并用同法调节温度后，再把拭干的玻璃锤浸入供试品溶液中，调节秤臂上游码的数量与位置使之平衡，读取数值，即得供试品的相对密度。

如该比重秤系在 4 ℃时相对密度为 1，则用水校准时游码应悬挂于 0.998 2 处，并应将在 20 ℃测得的供试品相对密度除以 0.998 2。

3．结果判断

根据测得的供试品的相对密度，与规定值进行比较，判断。

4．注意事项

（1）韦氏比重秤应安装在固定平放的操作台上，避免受热、冷、气流及振动影响。

（2）玻璃圆筒应洁净，装水及供试液时的高度应一致，使玻璃锤沉入液面的深度前后一致。

（3）玻璃锤应全部浸入液面内。

第 三 节　　pH 值 的 测 定

培训目标

➤ 熟悉 pH 值的测定原理和方法。

➤ 能进行 pH 值的测定。

一、概述

pH 值是水溶液中氢离子活度的方便表示方法。

二、仪器与试剂

1．仪器

溶液的 pH 值使用酸度计测定。水溶液的 pH 值通常以玻璃电极为指示电极、饱和甘汞电极或银-氯化银电极为参比电极进行测定。酸度计应定期进行计量检定，并符合国家有关规定。

2．仪器校正用的标准缓冲溶液

（1）草酸盐标准缓冲溶液。精密称取在 54 ℃±3 ℃干燥 4～5 h 的草酸三氢钾 12.71 g，加水使其溶解并稀释至 1 000 mL。

（2）邻苯二甲酸盐标准缓冲溶液。精密称取在 115 ℃±5 ℃干燥 2～3 h 的邻苯二甲酸氢钾 10.21 g，加水使其溶解并稀释至 1 000 mL。

（3）磷酸盐标准缓冲溶液。精密称取在 115 ℃±5 ℃干燥 2～3 h 的无水磷酸氢二钠 3.55 g 与磷酸二氢钾 3.40 g，加水使其溶解并稀释至 1 000 mL。

（4）硼砂标准缓冲溶液。精密称取硼砂 3.81 g（注意避免风化），加水使其溶解并稀释至 1 000 mL，置于聚乙烯塑料瓶中，密塞，避免与空气中二氧化碳接触。

（5）氢氧化钙标准缓冲溶液。于 25 ℃，用无二氧化碳的水制备氢氧化钙的饱和溶液，取上清液使用。存放时应避免空气中二氧化碳进入。一旦出现混浊，应弃去重配。

上述标准缓冲溶液必须用 pH 值基准试剂配制。不同温度时各种标准缓冲溶液的 pH 值见表 4-1。

表 4-1　　　　　　　不同温度时各种标准缓冲溶液的 pH 值

温度 (℃)	草酸盐 标准缓冲溶液	邻苯二甲酸盐 标准缓冲溶液	磷酸盐 标准缓冲溶液	硼砂 标准缓冲溶液	氢氧化钙标准缓冲溶液 （25 ℃饱和溶液）
0	1.67	4.01	6.98	9.46	13.43
5	1.67	4.00	6.95	9.40	13.21
10	1.67	4.00	6.92	9.33	13.00
15	1.67	4.00	6.90	9.27	12.81
20	1.68	4.00	6.88	9.22	12.63
25	1.68	4.01	6.86	9.18	12.45
30	1.68	4.01	6.85	9.14	12.30
35	1.69	4.02	6.84	9.10	12.14
40	1.69	4.04	6.84	9.06	11.98
45	1.70	4.05	6.83	9.04	11.84
50	1.71	4.06	6.83	9.01	11.71
55	1.72	4.08	6.83	8.99	11.57
60	1.72	4.09	6.84	8.96	11.45

三、操作方法

测定 pH 值时，应严格按仪器的使用说明书操作。

四、注意事项

1. 测定前，按各品种项下的规定，选择两种 pH 值相差约 3 pH 单位的标准缓冲溶液，使供试液的 pH 值处于两者之间。

2. 取与供试液 pH 值较接近的第一种标准缓冲溶液对仪器进行校正（定位），使仪器示值与表列数值一致。

3. 仪器定位时，再用第二种标准缓冲溶液核对仪器示值，误差应不大于±0.02 pH 单位。若大于此偏差，则应小心调节斜率，使示值与第二种标准缓冲溶液的表列数值相符。重复上述定位与斜率调节操作，至仪器示值与标准缓冲溶液的规定数值相差不大于 0.02 pH 单位。否则，须检查仪器或更换电极后，再行校正至符合要求。

4. 每次更换标准缓冲溶液或供试液前，应用纯化水充分洗涤电极，然后将水吸尽，也可用所换的标准缓冲溶液或供试液洗涤。

5. 在测定高 pH 值的供试品和标准缓冲溶液时，应注意碱误差的问题，必要时选用适用的玻璃电极测定。

6. 对弱缓冲溶液（如水）的 pH 值测定，先用邻苯二甲酸氢钾标准缓冲溶液校正仪器后测定供试液，并重取供试液再测，直至 pH 值的读数在 1 min 内改变不超过±0.05 为止；然后再用硼砂标准缓冲溶液校正仪器，再如上法测定。两次 pH 值的读数相差应不超过 0.1，取两次读数的平均值为其 pH 值。

7. 配制标准缓冲溶液与溶解供试品的水应是新沸过的冷的纯化水，其 pH 值应为 5.5～7.0。

8. 标准缓冲溶液一般可保存 2～3 个月，一旦发现有混浊、发霉或沉淀等现象，则不能继续使用。

第四节　熔点的测定

 培训目标

➤ 熟悉熔点的概念。

➤ 能使用熔点测定仪进行熔点的测定。

一、概述

熔点是指一种物质按照规定的方法测定，由固体熔化成液体的温度，或熔融同时分解的温度，或熔化时自初熔至全熔的一段温度。熔点是该物质的一项物理常数。依法测定熔点，可以鉴别或检查药品的纯杂程度。

根据被测物质的不同性质，在《中国药典》通则"熔点测定法"项下列有 3 种不同的测定方法，分别用于测定易粉碎的固体药品、不易粉碎的固体药品、凡士林及其类似物质，并在正文各该品种项下明确规定应选用的方法。遇有正文中未注明方法，均指采用第一法。在第一法中，又因熔融时是否同时伴有分解现象而规定有不同的升温速度和观测方法。由于测定方法、加热条件和判断标准的不同，常导致测得的结果有明显的差异，因此在测定时，必须根据《中国药典》正文各品种项下的规定选用方法，并严格遵照该方法中规定的操作条件和判断标准进行测定，才能获得准确的结果。

二、熔点测定仪的操作（WRS-1 数字熔点仪）

1. 开启电源开关，稳定 20 min，此时，保温灯、初熔灯亮，电表偏向右方。

2. 通过拨盘设定起始温度，通过起始温度按钮，输入此温度，此时预置灯亮。

3. 选择升温速率，波段开关扳至需要位置。

4. 当预置灯熄灭时，起始温度设定完毕，可插入样品毛细管，此时电表基本指零，初熔灯熄灭。

5. 调零，使电表完全指零。

6. 调节升温钮。

7. 数分钟后，初熔灯先点亮，然后出现终熔读数显示，调节初熔钮得初熔读数。

第五节　融变时限的测定

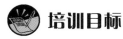

培训目标

➢ 熟悉融变时限的概念。

➢ 能进行融变时限的测定。

一、概述

本法用于检查栓剂、阴道片等固体制剂在规定条件下的融化、软化或溶散情况。

栓剂或阴道片放入腔道后，在适宜温度下应能融化、软化或溶散，与分泌液混合逐渐释放药物，才能产生局部或全身作用。为控制产品质量，保证疗效，《中国药典》规定本检查项目。

二、测定方法

1. 栓剂

除另有规定外，按融变时限检查法（通则 0922 融变时限检查法栓剂）操作。仪器装置及示意图如图 1-13 所示。

检查法：取供试品 3 粒，在室温放置 1 h 后，分别放在 3 个金属架的下层圆板上，装入各自的套筒内，并用挂钩固定。除另有规定外，将上述装置分别垂直浸入盛有不少于 4 L 的 37 ℃±0.5 ℃水的容器中，其上端位置应在水面下 90 mm 处。容器中装一转动器，每隔 10 min 在溶液中翻转该装置一次。

结果判定：除另有规定外，脂肪性基质的栓剂 3 粒均应在 30 min 内全部融化、软化或触压时无硬心，水溶性基质的栓剂 3 粒均应在 60 min 内全部溶解。如有 1 粒不符合规定，应另取 3 粒复试，均应符合规定。

2. 阴道片

除另有规定外，按融变时限检查法（通则 0922 融变时限检查法阴道片）操作。仪器装置同上述栓剂的检查装置，但应将金属架挂钩的钩端朝下，倒置于容器内，如图 1-14 所示。

检查法：调节液面，至上层金属圆盘的孔恰为均匀的一层水覆盖。取供试品 3 片，分别置于上面的金属圆盘上，装置上盖一玻璃板，以保证空气潮湿。

结果判定：除另有规定外，阴道片 3 片均应在 30 min 内全部溶化或崩解溶散，并通过开孔金属圆盘，或仅残留无硬心的软性团块。如有 1 片不符合规定，应另取 3 片复试，均应符合规定。

第六节　不溶性微粒的检查

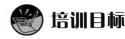 培训目标

➤ 熟悉不溶性微粒的概念。

➤ 能进行不溶性微粒的检查。

一、概述

1. 概念及运用

不溶性微粒的检查法是用以检查静脉用注射剂（溶液型注射液、注射用无菌粉末、注射

用浓溶液）及供静脉注射用无菌原料药中不溶性微粒的大小及数量的方法。

不溶性微粒的检查法包括光阻法和显微计数法。当光阻法测定结果不符合规定或供试品不适于用光阻法测定时，应采用显微计数法进行测定，并以显微计数法的测定结果作为判定依据。

光阻法不适用于黏度过高和易析出结晶的制剂，也不适用于进入传感器时容易产生气泡的注射剂。对于黏度过高、采用两种方法都无法直接测定的注射液，可用适宜的溶剂稀释后测定。

2. 试验环境及检测

试验操作环境应不得引入外来微粒，测定前的操作应在洁净工作台进行。玻璃仪器和其他所需的用品均应洁净、无微粒。不溶性微粒的检查用水（或其他适宜溶剂），使用前须经不大于 $1.0\ \mu m$ 的微孔滤膜滤过。

取微粒检查用水（或其他适宜溶剂）符合下列要求：光阻法取 50 mL 测定，要求每 10 mL 含 $10\ \mu m$ 及 $10\ \mu m$ 以上的不溶性微粒数应在 10 以下，含 $25\ \mu m$ 及 $250\ \mu m$ 以上的不溶性微粒数应在 2 以下；显微计数法取 50 mL 测定，要求含 $10\ \mu m$ 及 $10\ \mu m$ 以上的不溶性微粒数应在 20 以下，含 $25\ \mu m$ 及 $25\ \mu m$ 以上的不溶性微粒数应在 5 以下。

二、光阻法

除另有规定外，按不溶性微粒检查法（通则 0903 第一法）操作。

1. 测定原理

当液体中的微粒通过一窄细检测通道时，与液体流向垂直的入射光由于被微粒阻挡而减弱，因此由传感器输出的信号强度降低，这种信号变化与微粒的截面积大小相关。

2. 对仪器的一般要求

仪器通常包括取样器、传感器和数据处理器三部分。测量粒径范围为 $2\sim100\ \mu m$，检测微粒浓度为每毫升 0~10 000 个。

3. 仪器的校准

所用仪器应至少每 6 个月校准一次。

4. 测定

（1）取样体积。待仪器稳定后，取多于取样体积的微粒检查用水置于取样杯中，称定质量，通过取样器由取样杯中量取一定体积的微粒检查用水后，再次称定质量。以两次称定的质量之差计算取样体积。连续测定 3 次，每次测得体积与量取体积的示值之差应在 ±5% 以内，测定体积的平均值与量取体积的示值之差应在 ±3% 以内。也可采用其他适宜的方法校准，结果应符合上述规定。

（2）微粒计数。取相对标准偏差不大于 5%、平均粒径为 $10\ \mu m$ 的标准粒子，制成每 1 mL 中含 1 000~1 500 微粒数的悬浮液，静置 2 min 脱气泡，开启搅拌器，缓慢搅拌使其均匀（避免气泡产生），依法测定 3 次，记录 5 μm 通道的累计计数，弃第一次测定数据，后两次测定数据的平均值与已知粒子数之差应在±20％以内。

（3）传感器分辨率。取相对标准偏差不大于 5％、平均粒径为 10 μm 的标准粒子（均值粒径的标准差应不大于 1 μm），制成每 1 mL 中含 1 000～1 500 微粒数的悬浮液，静置 2 min 脱气泡，开启搅拌器，缓慢搅拌使其均匀（避免气泡产生），依法测定 8 μm、10 μm 和 12 μm 3 个通道的粒子数，计算 8 μm 与 10 μm 两个通道的差值计数和 10 μm 与 12 μm 两个通道的差值计数，上述两个差值计数与 10 μm 通道的累计计数之比都不得小于 68％。若测定结果不符合规定，应重新调试仪器后再次进行校准，符合规定后方可使用。

如所使用仪器附有自检功能，可进行自检。

三、显微计数法

除另有规定外，按不溶性微粒检查法（通则 0903 第二法）操作。

第七节　注射剂有关物质的检查

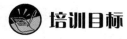

培训目标

➤ 了解注射剂的制备、使用方法，熟悉注射剂质量检查的内容。
➤ 能进行蛋白质、鞣质、树脂等注射剂有关物质的检查。

注射剂有关物质是指中药材经提取、纯化制成注射剂后，残留在注射剂中可能含有并需要控制的物质。除另有规定外，一般应检查蛋白质、鞣质、树脂等，静脉注射液还应检查草酸盐、钾离子等。其检查方法参见《中国药典》通则 2400。

一、蛋白质的检查

除另有规定外，取注射液 1 mL，加新配制的 30％磺基水杨酸溶液 1 mL，混匀，放置 5 min，不得出现混浊。注射液中如含有遇酸能产生沉淀的成分，可改加鞣酸试液 1～3 滴，不得出现混浊。

二、鞣质的检查

除另有规定外，取注射液 1 mL，加新配制的含 1％鸡蛋清的生理氯化钠溶液 5 mL

（必要时，用 0.45 pm 的微孔滤膜滤过），放置 10 min，不得出现混浊或沉淀。如出现混浊或沉淀，取注射液 1 mL，加稀醋酸 1 滴，再加氯化钠明胶试液 4～5 滴，不得出现混浊或沉淀。

含有聚乙二醇、聚山梨酯等聚氧乙烯基物质的注射液，虽有鞣质也不产生沉淀，对这类注射液应取未加附加剂前的半成品检查。

三、树脂的检查

除另有规定外，取注射液 5 mL，加盐酸 1 滴，放置 30 min，不得出现沉淀。如出现沉淀，另取注射液 5 mL，加三氯甲烷 10 mL 振摇提取，分取三氯甲烷液，置水浴上蒸干，残渣加冰醋酸 2 mL 使其溶解，置具塞试管中，加水 3 mL，混匀，放置 30 min，不得出现沉淀。

四、草酸盐的检查

除另有规定外，取溶液型静脉注射液适量，用稀盐酸调节 pH 值至 1～2，滤过，取滤液 2 mL，滤液调节 pH 值至 5～6，加 3％氯化钙溶液 2～3 滴，放置 10 min，不得出现混浊或沉淀。

五、钾离子的检查

除另有规定外，取静脉注射液 2 mL，蒸干，先用小火炽灼至炭化，再在 500～600 ℃炽灼至完全灰化，加稀醋酸 2 mL 使其溶解，置 25 mL 量瓶中，加水稀释至刻度，混匀，作为供试品溶液。取 10 mL 纳氏比色管两支，甲管中精密加入标准钾离子溶液 0.8 mL，加碱性甲醛溶液（取甲醛溶液，用 0.1 mol/L 氢氧化钠溶液调节 pH 值至 8.0～9.0）0.6 mL、3％乙二胺四醋酸二钠溶液 2 滴、3％四苯硼钠溶液 0.5 mL，加水稀释成 10 mL，乙管中精密加入供试品溶液 1 mL，与甲管同时依法操作，摇匀，甲、乙两管同置黑纸上，自上向下透视，乙管中显出的浊度与甲管比较，不得更浓。

第八节　技能训练

训练一　氯化物、铁盐的测定

【操作准备】

1. 设备仪器

纳氏比色管、托盘天平、容量瓶、漏斗、滤纸、电子天平、量筒、烧杯、分液漏斗等。

2．药品试剂

氯化钠、稀硝酸、硝酸银试液、硫酸铁铵、硫酸、稀盐酸、过硫酸铵、30％硫氰酸铵溶液、正丁醇、水等。

【操作步骤】

1．氯化物的测定

步骤一　标准氯化钠溶液的制备

称取氯化钠 0.165 g，置 1 000 mL 容量瓶中，加水适量使其溶解并稀释至刻度，摇匀，作为贮备液。

临用前，精密量取贮备液 10 mL，置于 100 mL 容量瓶中，加水稀释至刻度，摇匀，即得（每 1 mL 相当于 10 μg 的氯）。

步骤二　测定

除另有规定外，取各品种项下规定量的供试品，加水溶解使其成 25 mL 溶液（溶液如显碱性，可滴加硝酸使其成中性），再加稀硝酸 10 mL；溶液如不澄清，应滤过；置于 50 mL 纳氏比色管中，加水至约 40 mL，摇匀，即得供试品溶液。另取该品种项下规定量的标准氯化钠溶液，置 50 mL 纳氏比色管中，加稀硝酸 10 mL，加水至 40 mL，摇匀，即得对照溶液。

在供试品溶液与对照溶液中分别加入硝酸银试液 1.0 mL，用水稀释至 50 mL，摇匀，在暗处放置 5 min，同置黑色背景上，从比色管上方向下观察、比较，即得。

供试品溶液如带颜色，除另有规定外，可取供试品溶液 2 份，分别置 50 mL 纳氏比色管中，一份中加硝酸银试液 1.0 mL，摇匀，放置 10 min，如显混浊，可反复滤过，至滤液完全澄清，再加规定量的标准氯化钠溶液与水适量至 50 mL，摇匀，在暗处放置 5 min，作为对照溶液；另一份中加硝酸银试液 1.0 mL 与水适量至 50 mL，摇匀，在暗处放置 5 min，按上述方法与对照溶液比较，即得。

2．铁盐的测定

步骤一　标准铁溶液的制备

称取硫酸铁铵 0.863 g 于 1 000 mL 量瓶中，加水溶解后，加硫酸 2.5 mL，用水稀释至刻度，摇匀，作为贮备液。临用前，精密量取贮备液 10 mL，置于 100 mL 量瓶中，定容（每 1 mL 相当于 10 μg 的铁）。

步骤二　测定

除另有规定外，取各品种项下规定量的供试品，加水溶解使其成 25 mL，移置 50 mL 纳氏比色管中，加稀盐酸 4 mL 与过硫酸铵 50 mg，用水稀释至 35 mL 后，加 30％硫氰酸铵溶液 3 mL，再加水适量稀释成 50 mL，摇匀；如显色，立即与一定量标准铁溶液制成的对照溶液（取该品种项下规定量的标准铁溶液，置 50 mL 纳氏比色管中，加水至 25 mL，加稀盐酸 4 mL 与过硫酸铵 50 mg，用水稀释至 35 mL，加 30％硫氰酸铵溶液 3 mL，再加水适量稀释至 50 mL，摇匀）比较，即得。

供试管与对照管色调不一致时，可分别移至分液漏斗中，各加正丁醇 20 mL 提取，待分层后，将正丁醇层移置 50 mL 纳氏比色管中，再用正丁醇稀释至 25 mL，比较，即得。

【评分标准】

氯化物、铁盐的测定评分标准

考核要点			分值
实验准备 （20分）	着装	整齐、整洁	2
	仪器的准备 与清洗	仪器选用是否正确	3
		玻璃仪器清洗的顺序是否正确，是否清洗干净，需要干燥处理的玻璃仪器是否符合要求	5
	试药与试液 的准备	选用试药的规格是否正确	5
		试液的配制方法是否正确	5
检验过程操作 （55分）	相关项目检查	正确测定氯化物	20
		正确测定铁盐	25
	实验结束	仪器归位，并填写仪器使用记录	5
		整理试液、物品，恢复至原来位置，桌面是否清理整洁	5
记录及报告 （15分）	检验记录	原始记录及报告格式规范	5
		实验数据记录整洁、真实、完整	5
	检验报告	正确处理检测数据	5
职业素质 （10分）	文明操作	实验过程中保持台面整洁，无废液、纸屑等	2.5
		实验后台面恢复原状，试剂、仪器放回原处	2.5
	工作条理性	操作过程系统、流畅、有条理，能合理有序地安排时间	5
总　　分			100

训练二　柴胡口服液相对密度的检查

【操作准备】

1. 设备仪器

比重瓶、恒温水浴、电子天平、温度计、滤纸等。

2. 药品试剂

柴胡口服液、新沸过的冷水。

3. 标准规定

《中国药典》规定柴胡口服液相对密度应不低于 1.01（通则 0601）。

【操作步骤】

步骤一　比重瓶质量的称定

将比重瓶洗净并干燥，称定其质量，准确至 mg。

步骤二　供试品质量的测定

取上述已称定质量的比重瓶，装满供试品（温度应低于 20 ℃或各品种项下规定的温度）后，装上温度计（瓶中应无气泡），在 20 ℃的水浴中放置若干分钟，使内容物的温度达到 20 ℃，用滤纸除去溢出侧管的液体，立即盖上罩。然后将比重瓶自水浴中取出，再用滤纸将比重瓶的外壁擦净，精密称定，减去比重瓶的质量，求得供试品的质量。

步骤三　水质量的测定

将供试品倾去，洗净比重瓶，装满新沸过的冷水，再照上法测得同一温度时水的质量，计算，即得。

步骤四　计算

按下式计算供试品的相对密度，与规定值进行比较，判断。

$$供试品的相对密度 = \frac{供试品的质量}{水的质量}$$

【评分标准】

柴胡口服液相对密度的检查评分标准

考核要点			分值
实验准备（20分）	着装	整齐、整洁	2
	仪器的准备与清洗	仪器选用是否正确	3
		玻璃仪器清洗的顺序是否正确，是否清洗干净，需要干燥处理的玻璃仪器是否符合要求	5
	试药与试液的准备	选用试药的规格是否正确	5
		试液的配制方法是否正确	5
检验过程操作（55分）	相对密度检查	正确称定比重瓶的质量	5
		正确测定供试品的质量	20
		正确测定水的质量	20
	实验结束	仪器归位，并填写仪器使用记录	5
		整理试液、物品，恢复至原来位置，桌面是否清理整洁	5
记录及报告（15分）	检验记录	原始记录及报告格式规范	5
		实验数据记录整洁、真实、完整	5
	检验报告	正确处理检测数据	5
职业素质（10分）	文明操作	实验过程中保持台面整洁，无废液、纸屑等	2.5
		实验后台面恢复原状，仪器放回原处	2.5
	工作条理性	操作过程系统、流畅、有条理，能合理有序地安排时间	5
总　分			100

训练三　注射用双黄连（冻干）pH 值的检查

【操作准备】

1. 设备仪器

酸度计、容量瓶、移液管、电子天平、小烧杯等。

2. 药品试剂

注射用双黄连（冻干）、注射用水、两种标准缓冲溶液。

3. 标准规定

《中国药典》规定，本品加水制成每 1 mL 含 25 mg 的溶液，依法（通则 0631）测定，pH 值应为 5.7～6.7。

【操作步骤】

各酸度计的精度与操作方法有所不同，应严格按各仪器说明书与注意事项进行操作，并遵从下列规范。

测定之前，按各品种项下的规定，选择两种标准缓冲溶液（pH 值相差约 3 个单位），使供试液的 pH 值处于二者之间。

开机通电预热数分钟，调节零点与温度补偿（有的可能不需调零），选择与供试液 pH 值较接近的标准缓冲溶液进行校正（定位），使仪器读数与标示 pH 值一致，再用另一种标准缓冲溶液进行核对，误差应不大于±0.02 pH 单位。如大于此偏差，则应仔细检查电极，如已损坏，应更换；否则，应调节斜率，使仪器读数与第二种标准缓冲溶液的标示 pH 值相符合。重复上述定位与核对操作，直至不需调节仪器，读数与两标准缓冲溶液的标示 pH 值相差不大于±0.02 pH 单位。

取本品加水制成每 1 mL 含 25 mg 的溶液，置于小烧杯中，作为供试液。用供试液淋洗电极数次，将电极浸入供试液中，轻摇供试液平衡稳定后，进行读数。

【评分标准】

注射用双黄连（冻干）pH 值的检查评分标准

考核要点			分值
实验准备 （20分）	着装	整齐、整洁	2
	仪器的准备 与清洗	仪器选用是否正确	3
		玻璃仪器清洗的顺序是否正确，是否清洗干净，需要干燥处理的玻璃仪器是否符合要求	5
	试药与试液 的准备	选用试药的规格是否正确	5
		试液的配制方法是否正确	5

续表

考核要点			分值
检验过程操作 （55分）	pH 测定	正确选择两种标准缓冲溶液	5
		正确对酸度计进行校正	15
		正确配制溶液	10
		正确测定 pH 值	15
	实验结束	仪器归位，并填写仪器使用记录	5
		整理试液、物品，恢复至原来位置，桌面是否清理整洁	5
记录及报告 （15分）	检验记录	原始记录及报告格式规范	5
		实验数据记录整洁、真实、完整	5
	检验报告	正确处理检测数据	5
职业素质 （10分）	文明操作	实验过程中保持台面整洁，无废液、纸屑等	2.5
		实验后台面恢复原状，试剂、仪器放回原处	2.5
	工作条理性	操作过程系统、流畅、有条理，能合理有序地安排时间	5
总　　分			100

训练四　虫白蜡熔点的测定

【操作准备】

1. 设备仪器

加热用容器、搅拌器、温度计、毛细管、橡皮圈等。

2. 药品试剂

虫白蜡、传温液、药品检验用熔点标准品等。

【操作步骤】

取供试品，注意用尽可能低的温度使之熔融，另取两端锯开的毛细管，垂直插入上述熔融的供试品中，使供试品被吸入毛细管内的高度达 10 mm±1 mm，取出后，擦去毛细管外壁的残留物，在 10 ℃以下的冷处放置 24 h，或置冰上放冷不少于 2 h，使之完全凝固。

将上述装有供试品的毛细管用橡皮圈固定在温度计上，使毛细管的内容物部分恰在汞球的中部。将毛细管连同温度计垂直浸入传温液（只能用水，液面距加热面应在 6 cm 以上）中，并使供试品的上端恰好在传温液液面下 10 mm±1 mm 处（此时温度计的分浸线不可能恰在液面处，可不考虑）。

缓缓加热并不断搅拌传温液，待温度上升至较规定的熔点低限尚有 5.0 ℃±0.5 ℃时，调节加温速率，使每分钟升温 0.3～0.5 ℃，注意观察毛细管内供试品的变化，检读供试品在毛细管内开始上升时的温度，即得。估读到 0.1 ℃。

【结果与判定】

每一检品应至少重复测定 3 次，3 次读数的极差不大于 0.5 ℃且不在合格与不合格边缘时，可取 3 次的均值加上温度计的校正值后作为熔点测定的结果。如 3 次读数的极差为 0.5 ℃以上时，或在合格与不合格边缘时，可再重复测定 2 次，并取 5 次的均值加上温度计的校正值后作为熔点测定的结果。必要时可选用正常的同一药品再次进行测定，记录其结果并进行比较。

测定结果的数据应按修约间隔为 0.5 进行修约，即 0.1～0.2 ℃舍去，0.3～0.7 ℃修约为 0.5 ℃，0.8～0.9 ℃进为 1 ℃，并以修约后的数据报告。但当标准规定的熔点范围，其有效数字的定位为个位数时，则其测定结果的数据应按修约间隔为 1 进行修约，即一次修约到标准规定的个位数。

经修约后的初熔、全熔或分解突变时的温度均在各品种"熔点"项下规定的范围以内时，判为"符合规定"。但如有下列情况之一者，即判为"不符合规定"：初熔温度低于规定范围的低限；全熔温度超过规定范围的高限；分解点或熔点温度处于规定范围之外；初熔前出现严重的"发毛""收缩""软化""出汗"现象，且其过程较长，并与正常的该药品做对比后有明显差异者。

【评分标准】

虫白蜡熔点的测定评分标准

考核要点			分值
实验准备 （20分）	着装	整齐、整洁	2
	仪器的准备 与清洗	仪器选用是否正确	3
		玻璃仪器清洗的顺序是否正确，是否清洗干净，需要干燥处理的玻璃仪器是否符合要求	5
	试药与试液 的准备	选用试药的规格是否正确	5
		试液的配制方法是否正确	5
检验过程操作 （55分）	熔点的测定	正确处理供试品	20
		正确测定熔点	25
	实验结束	仪器归位，并填写仪器使用记录	5
		整理试液、物品，恢复至原来位置，桌面是否清理整洁	5
记录及报告 （15分）	检验记录	原始记录及报告格式规范	5
		实验数据记录整洁、真实、完整	5
	检验报告	正确处理检测数据	5
职业素质 （10分）	文明操作	实验过程中保持台面整洁，无废液、纸屑等	2.5
		实验后台面恢复原状，试剂、仪器放回原处	2.5
	工作条理性	操作过程系统、流畅、有条理，能合理有序地安排时间	5
总　　分			100

训练五　康妇消炎栓融变时限的检查

【操作准备】

1. 设备仪器

烧杯（5 L）、温度计（分度值 0.5 ℃）、融变时限仪。

2. 药品试剂

康妇消炎栓、水。

3. 标准规定

除另有规定外，脂肪性基质的栓剂 3 粒均应在 30 min 内全部融化、软化或触压时无硬心，水溶性基质的栓剂 3 粒均应在 60 min 内全部溶解。如有 1 粒不符合规定，应另取 3 粒复试，均应符合规定。

【操作步骤】

取供试品 3 粒，在室温放置 1 h 后，分别放在 3 个金属架的下层圆板上，装入各自的套筒内，并用挂钩固定。除另有规定外，将上述装置分别垂直浸入盛有不少于 4 L 的 37.01 ℃±0.5 ℃水的容器中，其上端位置应在水面下 90 mm 处。容器中装一转动器，每隔 10 min 在溶液中翻转该装置一次。

【结果与判定】

除另有规定外，脂肪性基质的栓剂 3 粒均应在 30 min 内全部融化、软化或触压时无硬心，水溶性基质的栓剂 3 粒均应在 60 min 内全部溶解。如有 1 粒不符合规定，应另取 3 粒复试，均应符合规定。

【评分标准】

康妇消炎栓融变时限的检查评分标准

考核要点			分值
实验准备 （20 分）	着装	整齐、整洁	2
	仪器的准备 与清洗	仪器选用是否正确	3
		玻璃仪器清洗的顺序是否正确，是否清洗干净，需要干燥处理的玻璃仪器是否符合要求	5
	试药与试液 的准备	选用试药的规格是否正确	5
		试液的配制方法是否正确	5
检验过程操作 （55 分）	融变时限检查	正确安装仪器	20
		正确测定供试品的融变时限	25
	实验结束	仪器归位，并填写仪器使用记录	5
		整理试液、物品，恢复至原来位置，桌面是否清理整洁	5

续表

	考核要点		分值
记录及报告 （15 分）	检验记录	原始记录及报告格式规范	5
		实验数据记录整洁、真实、完整	5
	检验报告	正确处理检测数据	5
职业素质 （10 分）	文明操作	实验过程中保持台面整洁，无废液、纸屑等	2.5
		实验后台面恢复原状，试剂、仪器放回原处	2.5
	工作条理性	操作过程系统、流畅、有条理，能合理有序地安排时间	5
总　　分			100

训练六　注射用灯盏花素不溶性微粒的检查

【操作准备】

1. 实验环境

实验操作所处环境应不得导入明显的微粒，可以在超净室、层流净化台或能符合要求的洁净实验室中进行，玻璃仪器和其他所需用品都应洁净、无微粒。不溶性微粒检查用水（或其他适宜溶剂），使用前须经不大于 $1.0\ \mu m$ 的微孔滤膜滤过。

2. 设备仪器

光阻法不溶性微粒测定仪、微孔滤膜。

3. 药品试剂

注射用灯盏花素、微粒检查用水。

4. 标准规定

《中国药典》规定静脉注射用无菌粉末每个供试品容器（份）中含 $10\ \mu m$ 及 $10\ \mu m$ 以上的微粒数不得超过 6 000 粒，含 $25\ \mu m$ 及 $25\ \mu m$ 以上的微粒数不得超过 600 粒。

【操作步骤】

步骤一　检查前的准备

使用适宜的清洁仪器，取 50 mL 微粒检查用水经微孔滤膜（一般孔径为 $0.45\ \mu m$）滤过，置于洁净的适宜容器中，旋转使可能存在的微粒均匀，静置待气泡消失。按光阻法项下的检查法检查，每 10 mL 中含 $10\ \mu m$ 以上的不溶性微粒应在 10 粒以下，含 $25\ \mu m$ 以上的不溶性微粒应在 2 粒以下。否则表明微粒检查用水（或其他溶剂）、玻璃仪器和实验环境不适于进行微粒检查，应重新进行处理，检测符合规定后方可进行供试品检查。

待检样品应事先除去外包装，并用水将容器外壁冲洗干净，置适宜实验环境中备用。

步骤二　检查

取供试品至少 4 个，分别按下法测定：用水将容器外壁洗净，小心开启瓶盖，精密加入适量微粒检查用水（或适宜的溶剂），小心盖上瓶盖，缓缓振摇，使内容物溶解，静置 2 min 或适当时间脱气泡，小心开启容器，直接将供试品容器置于取样器上，开启搅拌或以手缓缓转动，使溶液混匀（避免气泡产生），由仪器直接抽取适量溶液（以不吸入气泡为限），测定并记录数据；弃第一次测定数据，取后续测定数据的平均值作为测定结果。

步骤三　记录与计算

记录应包括所用仪器型号、样品包装情况、检验数量，以及注射用无菌粉末的溶解情况等，根据微粒测定仪数据处理器打印出的相应数据，计算出供试品每个容器中所含 10 μm 以上及 25 μm 以上的微粒数。

步骤四　结果判定

静脉注射用无菌粉末每个供试品容器（份）中含 10 μm 及 10 μm 以上的微粒数不得过 6 000 粒，含 25 μm 及 25 μm 以上的微粒数不得过 600 粒。

【注意事项】

1. 光阻法不适于黏度过高和易析出结晶的制剂，如乳剂、胶体溶液、混悬液、脂肪乳、甘露醇注射液等，也不适用于进入传感器时容易产生气泡的制剂（如以碳酸盐缓冲液制成的制剂）。

2. 供试品的检查数量：为确保检查结果具有统计学意义，除另有规定外，一般应取供试品 4 瓶（支）以上进行不溶性微粒检查。

3. 当光阻法测定结果不符合规定时，应采用显微计数法进行复验，并以显微计数法作为判定依据。

【评分标准】

注射用灯盏花素不溶性微粒的检查评分标准

考核要点			分值
实验准备 （15 分）	着装	整齐、整洁	3
	仪器的准备 与清洗	仪器选用是否正确	3
		玻璃仪器清洗的顺序是否正确，是否清洗干净，需要干燥处理的玻璃仪器是否符合要求	9
检验过程操作 （60 分）	不溶性微粒检查	正确进行检查前的准备	10
		正确处理供试品	20
		正确测定不溶性微粒	20
	实验结束	仪器归位，并填写仪器使用记录	5
		整理试液、物品，恢复至原来位置，桌面是否清理整洁	5

续表

考核要点			分值
记录及报告 （15分）	检验记录	原始记录及报告格式规范	5
		实验数据记录整洁、真实、完整	5
	检验报告	正确处理检测数据	5
职业素质 （10分）	文明操作	实验过程中保持台面整洁，无废液、纸屑等	2.5
		实验后台面恢复原状，试剂、仪器放回原处	2.5
	工作条理性	操作过程系统、流畅、有条理，能合理有序地安排时间	5
总　　分			100

单 元 测 试 题

一、单项选择题（下列每题的选项中，每个空只有1个是正确的，请将其代号填在括号中）

1. 氯化物检查时应在（　　）条件下进行操作。

    A. 盐酸　　　　　　　B. 醋酸盐　　　　　　C. 硝酸　　　　　　D. 硫酸

2. 硫氰酸盐法用于检查药品中的（　　）。

    A. 氯化物　　　　　　B. 铁盐　　　　　　　C. 重金属　　　　　D. 砷盐

3. 检查药品中的铁盐杂质，所用的显色试剂是（　　）。

    A. $AgNO_3$　　　　　B. H_2S　　　　　　C. 硫氰酸铵　　　　D. $BaCl_2$

4. 对药物中的氯化物进行检查时，所用的沉淀剂是（　　）。

    A. $BaCl_2$　　　　　B. H_2S　　　　　　C. $AgNO_3$　　　　D. 硫代乙酰胺

5. 药物中氯化物杂质检查的一般意义在于它（　　）。

    A. 是有疗效的物质　　　　　　　　　　B. 是对药物疗效有不利影响的物质

    C. 是对人体健康有害的物质　　　　　　D. 可以考核生产工艺和企业管理是否正常

    E. 可能引起制剂的不稳定性

6. 测定溶液的pH值时，仪器定位后，要用第二种标准缓冲液核对仪器示值，误差应不大于（　　）pH单位。

    A. ±0.05　　　　B. ±0.04　　　　C. ±0.03　　　　D. ±0.02

7. 《中国药典》规定，测定溶液的pH值时所选用的两种标准缓冲液的pH值相差大约（　　）pH单位。

A. 5   B. 4

C. 3   D. 2

E. 1

8. 熔点是指一种物质照规定方法测定，在熔化时（   ）。

    A. 初熔时的温度   B. 全熔时的温度

    C. 自初熔至全熔的一段温度   D. 自初熔至全熔的中间温度

9.《中国药典》收载的熔点测定方法有（   ）种，测定易粉碎固体药品的熔点应采用（   ）。

    A. 2   第一法   B. 4   第二法

    C. 3   第一法   D. 4   第一法

    E. 3   第二法

10.《中国药典》规定，熔点测定所用温度计（   ）。

    A. 用分浸型温度计   B. 必须具有 0.5 ℃刻度的温度计

    C. 必须进行校正   D. 若为普通温度计，必须进行校正

    E. 采用分浸型、具有 0.5 ℃刻度的温度计，并预先用熔点测定用对照品校正

11. 脂肪性基质的栓剂 3 粒均应在（   ）min 内全部融化、软化或触压时无硬心，水溶性基质的栓剂 3 粒均应在（   ）min 内全部溶解。

    A. 15   B. 30   C. 45   D. 60

12. 注射剂中蛋白质的检查，除另有规定外，取注射液 1 mL，加新配制的 30％磺基水杨酸溶液 1 mL，混匀，放置 5 min，应以（   ）现象出现判为符合规定。

    A. 出现混浊   B. 不出现混浊

    C. 变成红色   D. 产生气泡

二、判断题（下列判断正确的请打"√"，错误的打"×"）

1. 用比重瓶测定时的环境（指比重瓶和天平的放置环境）温度，应略低于 30 ℃或各品种项下规定的温度。   （   ）

2. 供试品或水装瓶时，注意不要有气泡，如有气泡则应放置，待气泡消失再调节，黏稠液装瓶时更应小心倒入。   （   ）

3. 融变时限检查时应取 6 粒进行检查。   （   ）

4. 所有的注射剂都要进行不溶性微粒检查。   （   ）

5. 当光阻法测定结果不符合规定或供试品不适于用光阻法测定时，应采用显微计数法进行测定，并以显微计数法的测定结果作为判定依据。   （   ）

6. 光阻法适用于黏度过高和易析出结晶的制剂。   （   ）

单元测试题答案

一、单项选择题

1. C　　2. B　　3. C　　4. C　　5. D　　6. D　　7. C　　8. C　　9. C　　10. E

11. BD　　12. B

二、判断题

1. ×　　2. √　　3. ×　　4. ×　　5. √　　6. ×

第5单元
微生物检查

第一节　实验室用品处理

 培训目标

➤ 熟悉湿热灭菌法的原理，能运用湿热灭菌法进行器具、培养物的灭菌。

➤ 熟悉干热灭菌法的原理和操作方法，能运用干热灭菌法进行器具的灭菌。

灭菌即杀灭物体中所有活的微生物。灭菌的手段及设备，分别称为灭菌法及灭菌器。灭菌法是指用适当的物理或化学手段将物品中活的微生物杀灭或除去，从而使物品残存活微生物的概率下降至预期的无菌保证水平的方法。物品的无菌保证水平与灭菌工艺、灭菌前物品被污染的程度及污染菌的特性相关。已灭菌物品达到的无菌保证水平可通过验证确定。

灭菌法有湿热灭菌法、干热灭菌法、辐射灭菌法、气体灭菌法和过滤除菌法，常用的是湿热灭菌法和干热灭菌法。可根据被灭菌物品的特性采用一种或多种方法组合灭菌。在药品检验工作中，无论采用何种灭菌方法，都应考虑原有成分的稳定性和安全性，对灭菌条件除要求灭菌完全之外，还必须保证被灭菌物质成分不被破坏，不影响物品的质量。

一、湿热灭菌法

湿热灭菌是指将物品置于灭菌柜内，利用高压饱和蒸汽、过热水喷淋等手段使微生物菌体中的蛋白质、核酸发生变性而杀灭微生物的方法。湿热灭菌法包括流通蒸汽法、间歇灭菌法、高压蒸汽灭菌法等。湿热灭菌条件的选择应考虑灭菌物品的热稳定性、热穿透力、微生物污染程度等因素。

1. 流通蒸汽法

把待灭菌物品置于蒸锅或者蒸笼的屉上，盖好盖，待气体均匀冒出后，持续 15～30 min，此法可杀死细菌的营养体，但不能杀灭芽孢。

2. 间歇灭菌法

先用 100 ℃蒸汽加热 15～30 min，然后取出灭菌物，置常温下或培养箱中过夜，待芽孢萌发成营养体，再用蒸汽灭菌。如此反复三次，可达完全灭菌的目的。此方法适用于不耐高温的物品，如含血清培养基的灭菌。

3. 高压蒸汽灭菌法

高压蒸汽灭菌法灭菌能力强，为热力灭菌中最有效、应用最广泛的灭菌方法。

（1）适用范围。药品、容器、培养基、无菌衣、胶塞、玻璃器材、传染性污物，以及其他遇高温和潮湿不发生变化或损坏的物品，均可采用本法灭菌。该法不能用于凡士林等油类和粉剂的灭菌。

（2）灭菌器及其工作原理。根据排放冷空气的方式和程度不同，分为下排气式压力蒸汽灭菌器和预真空压力蒸汽灭菌器两大类。

1）下排气式压力蒸汽灭菌器。该类灭菌器利用重力置换原理，使热蒸汽在灭菌器中从上而下流通，将冷空气由下排气孔排出，排出的冷空气由饱和蒸汽取代，利用蒸汽释放的潜热达到灭菌目的。

2）预真空压力蒸汽灭菌器。该类灭菌器利用机械抽真空的方法，使灭菌柜/室内形成负压，蒸汽得以迅速穿透物品内部进行灭菌。当蒸汽压力达 205.8 kPa、温度达 132 ℃或以上时开始灭菌，到达灭菌时间后，抽真空使灭菌物品迅速干燥。根据一次性或多次抽真空的不同，该类灭菌器又分为预真空和脉动真空两种，后者因多次抽真空，空气排除更彻底，效果更可靠。

（3）灭菌前物品的准备

1）清洗。灭菌前应将物品彻底清洗干净，物品洗涤后，应干燥并及时包装。

2）包装。包装材料应允许物品内部空气的排出和蒸汽的透入。应用自动启闭式或带通气孔的器具装放灭菌物品，盛装液体制剂的容器要耐高温、高压，并且保证器皿盖上有通气孔，使容器内外相通。

3）装载。下排气式压力蒸汽灭菌器的装载量不得超过柜室内容量的 80%，预真空压力蒸汽灭菌器的装载量不得超过柜室容积的 90%，同时预真空和脉动真空压力蒸汽灭菌器的装载量又分别不得小于柜室容积的 10% 和 5%，以防止"小装量效应"，残留空气影响灭菌效果。

物品装放时，上下左右相互间均应间隔一定距离，以利蒸汽置换空气。难于灭菌的大包放在上层，较易灭菌的小包放在下层，物品装放不能贴靠门和四壁，以防吸入较多的冷凝水。应尽量将同类物品放在一起灭菌，若必须将不同类物品装放在一起，则以最难达到灭菌效果的物品所需的温度和时间为准。

（4）灭菌后处理。已灭菌的物品不得与未灭菌物品混放，合格的灭菌物品应标明灭菌日期。每批灭菌处理完成后，应记录灭菌物品包的种类、灭菌温度、作用时间、灭菌日期、操作者等。

（5）注意事项

1）加水。使用高压蒸汽灭菌器要注意使仪器内水量充足，加水达到标识线。

2）排放冷空气。在高压蒸汽灭菌时，为保证达到规定的温度，必须将冷空气完全排出，否则虽然压力达到，但温度达不到规定的要求，灭菌就不彻底。

3）开盖。高压蒸汽灭菌结束时应等仪器内外压力平衡后再开盖，以免锅内液体喷溅伤人及灭菌器皿破裂。

4）取物。高压蒸汽灭菌后的物品取出时切勿立即置冷处，避免因急速冷却，使灭菌物品内蒸汽冷凝造成负压而染菌。取出后应置干燥箱中烘干待用。

5）灭菌效果。检查化学指示卡变色情况，未达到或有可疑点者，不可使用。湿热灭菌法应确认灭菌柜在不同装载时可能存在的冷点，当用生物指示剂进一步确认灭菌效果时，应将其置于冷点处。

二、干热灭菌法

干热灭菌是指将物品置于干燥环境（如火焰或干热空气），利用干热空气达到杀灭微生物或消除热原物质的方法，包括焚烧、灼烧及干热，适用于耐高温但不宜用湿热灭菌法灭菌的物品。

1. 焚烧与灼烧

焚烧与灼烧是通过火焰进行灭菌，又称火焰灭菌法。

焚烧是一种彻底的灭菌方法，其作用范围为污染纸张、垃圾等废弃物及动物尸体。

灼烧主要用于接种工具灭菌，如将接种针、刀、剪等在火焰上烧灼即可达到彻底灭菌。这种火焰灭菌的方法通常用于无菌操作中，将试管口、硅氟塑料塞、玻璃瓶口等反复通过火焰数次，利用火焰对管口等进行灭菌，阻止管口污染，可作为无菌操作过程中的辅助灭菌手段。但烧灼对器材损坏性大。

2. 干热

干热是利用热辐射及干热空气进行灭菌，多采用机械对流型烤箱。不锈钢药匙、剪刀、镊子、平皿、试管等金属、玻璃制品包装后均可在烤箱内干热灭菌。该法通常加热至 160 ℃，保温 2 h 可完全灭菌。干热灭菌法的注意事项如下。

（1）待灭菌的物品干热灭菌前应洗净，防止造成灭菌失败或污物炭化。玻璃器皿灭菌前应洗净。灭菌时勿使物品与烤箱底部及四壁接触。

（2）被灭菌物品应有适当的装载方式，不能排列过密，以保证灭菌的有效性和均一性。

（3）一般温度不宜超过 170 ℃，因包装用纸张或棉织物容易焦化，玻璃量具也易变形。

（4）灭菌结束后，应关闭电源，待温度慢慢降至 60 ℃ 左右再开启箱门，以免高温玻璃制品因骤冷而破碎。

（5）干热灭菌法应确认灭菌柜中的温度分布符合设定的标准及确定最冷点位置等。

第二节　培养基准备

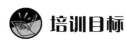

培训目标

➤ 掌握培养基的配制原理，能进行培养基的配制。

➤ 能进行培养基的灭菌。

一、培养基的配制

1. 操作目的及原理

培养基是按照微生物生长发育的需要，用不同组分的营养物质调制而成的营养基质。人工制备培养基的目的在于给微生物创造一个良好的营养条件。把一定的培养基放入一定的器皿中，就提供了人工繁殖微生物的环境和场所。自然界中，微生物种类繁多，由于微生物具有不同的营养类型，对营养物质的要求也各有不同，加之实验和研究上的目的不同，所以培养基在组成原料上也各有差异。但是，不同种类和不同组成的培养基中，均应含有满足微生物生长发育的水分、碳源、氮源、无机盐、生长素，以及某些特需的微量元素等。

培养基还应具有适宜的酸碱度（pH 值）和一定缓冲能力，以及一定的氧化还原电位和合适的渗透压。此外，由于配制培养基的各类营养物质、容器等含有各种微生物，因此，已配制好的培养基必须及时灭菌，以防止其中的微生物生长繁殖而消耗养分和改变培养基的酸碱度，带来不利的影响。

2．器材与试剂

（1）器材。主要器材包括天平、高压蒸汽灭菌锅、移液管、试管、烧杯、量筒、三角瓶、培养皿、玻璃漏斗等。其他物品包括药匙、称量纸、pH 试纸、记号笔、棉花等。

（2）试剂。各培养基配制处方或商品化脱水培养基。

3．操作方法与注意事项

（1）操作方法

1）称量药品。根据培养基配方依次准确称取各种药品或按要求称取适量商品化脱水培养基，放入适当大小的烧杯中。

2）溶解。用量筒取一定量（约占总量的 1/2）蒸馏水倒入烧杯中，在放有石棉网的电炉上小火加热，并用玻棒搅拌，以防液体溢出。待各种药品完全溶解后，停止加热，补足水分。

3）调节 pH。根据培养基对 pH 的要求，用 1 mol/L 的 NaOH 或 HCl 溶液调至所需 pH。测定 pH 可用 pH 试纸或酸度计等。

4）溶化琼脂。固体或半固体培养基须加入一定量琼脂。琼脂加入后，置电炉上一边搅拌一边加热，直至琼脂完全融化后才能停止搅拌，并补足水分。

5）分装。分装时注意不要使培养基沾染管口或瓶口，以免浸湿棉塞，引起污染。液体分装装量以试管高度的 1/4 为宜；固体分装装量为试管高度的 1/5；半固体分装装量一般以试管高度的 1/3 为宜；分装三角瓶，其装量以不超过三角瓶容积的一半为宜。

6）包扎标记。培养基分装后加盖棉塞或试管帽，再包上一层防潮纸，用棉绳或皮筋包扎。在包装纸上标明培养基名称、制备组别、姓名和日期。

（2）注意事项

1）在配制培养基时，应选择质量符合要求的脱水培养基或按单独配方组分进行配制。结块或颜色发生改变的脱水培养基不得使用。

2）为保证培养基质量的稳定可靠，各脱水培养基或各配方组分应准确称量，并要求有一定的精度。

3）配制培养基所用容器不得影响培养基质量，一般为玻璃制品。所用容器和配套器具应洁净，可用纯化水以消除清洁剂和外来物质的残留。对热敏感的培养基，如糖发酵培养基，其分装容器一般应预先进行灭菌，保证培养基的无菌性。

4）脱水培养基应完全溶解于水中，再行分装和灭菌。配制时若需要加热助溶，应注意不要过度加热，避免培养基颜色变深，如需添加其他组分，加入后应充分混匀。

二、培养基灭菌

上述培养基应按培养基配方中规定的条件及时进行灭菌。普通培养基为 121 ℃、20 min 湿热灭菌（具体方法及步骤见第一节所述高压蒸汽灭菌法），以保证灭菌效果和不损伤培养基的有效成分。培养基经灭菌后，如需要斜面固体培养基，则灭菌后立即摆放成斜面，斜面长度一般以不超过试管长度的 1/2 为宜；半固体培养基灭菌后，垂直冷凝成半固体深层琼脂。

培养基应采用验证的灭菌程序灭菌，培养基灭菌方法和条件应通过无菌性试验和促生长性试验进行验证。若采用不适当的加热和灭菌方法，有可能引起颜色变化、透明度降低、琼脂凝固力或 pH 值的改变。此外，对高压灭菌器的蒸汽循环系统也要加以验证，以保证在一定装载方式下的正常热分布。温度缓慢上升的高压灭菌器可能导致培养基过热。灭菌器中培养基的容积和装载方式也将影响加热的速度。因此，应根据灭菌培养基的特性，进行全面的灭菌程序验证。

第三节　微生物限度检查

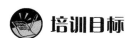 培训目标

➤ 熟悉微生物限度检查的目的和类型。

➤ 能进行需氧菌的限度检查。

➤ 能进行霉菌、酵母菌的限度检查。

➤ 能进行控制菌检查。

微生物限度检查法是检查非规定灭菌制剂及其原料、辅料受微生物污染程度的方法，检查项目包括需氧菌总数、霉菌数、酵母菌数及控制菌检查。

一、检查前准备

1. 培养基制备

微生物限度检查所用的培养基种类很多，其配方和配制过程均照《中国药典》通则 1106 培养基及其制备方法配制。现在一般采用商品脱水培养基，临用前按照使用说明书进

行配制即可。

2. 菌液制备

微生物限度检查所用的菌株传代次数不得超过 5 代，应采用适宜的保藏技术保存，以保证试验菌株的生物学特性。

（1）菌种种类。控制菌检查常用的阳性对照菌如下。

大肠埃希菌（*Escherichia coli*）〔CMCC（B）44102〕

金黄色葡萄球菌（*Staphylococcus aureus*）〔CMCC（B）26003〕

乙型副伤寒沙门菌（*Salmonella paratyphi B*）〔CMCC（B）50094〕

铜绿假单胞菌（*Pseudomonas aeruginosa*）〔CMCC（B）10104〕

生孢梭菌（*Clostridium sporogenes*）〔CMCC（B）64941〕

白色念珠菌（*Candida albicans*）〔CMCC（F）98001〕

（2）菌液配制方法。取金黄色葡萄球菌、大肠埃希菌、铜绿假单胞菌、沙门菌的新鲜培养物少许接种至胰酪大豆胨培养基中，30～35 ℃培养 18～24 h；取生孢梭菌的新鲜培养物少许接种至梭菌增菌培养基中，厌氧培养条件下 30～35 ℃培养 24～48 h；取白色念珠菌的新鲜培养物接种至沙氏葡萄糖琼脂培养基上或沙氏葡萄糖液体培养基中，20～25 ℃培养 2～3 d；上述培养物用 0.9% 无菌氯化钠溶液制成适宜浓度的菌悬液。

（3）保存与使用。菌悬液制备后应在 2 h 内使用，若保存在 2～8 ℃可在 24 h 内使用。生孢梭菌孢子悬液保存在 2～8 ℃，在验证过的贮存期内可替代对应量的新鲜孢子悬液使用。

3. 供试液制备

根据供试品的理化特性与生物学特性，采取计数方法适用性试验确认的方法制备供试液。所用乳化剂、分散剂、中和剂或灭活剂及其用量应证明是有效的，并对微生物无毒性。

除另有规定外，水溶性供试品、水不溶性非油脂类供试品、油脂类供试品，以及需要特殊供试液制备方法的供试品（包括膜剂、肠溶及结肠溶剂、气雾剂、喷雾剂、贴膏剂等）参照《中国药典》通则 1105 培养基适用性试验供试液制备中的规定进行处理，制成 1：10 的供试液。

二、需氧菌、霉菌及酵母菌计数

需氧菌、霉菌及酵母菌计数方法包括平皿法、薄膜过滤法和 MPN 法。检查时，按已验证的计数方法进行供试品的需氧菌、霉菌及酵母菌的测定。

除另有规定外，一般供试品的检验量为 10 g 或 10 mL，膜剂为 100 cm²；贵重药品、微量包装药品的检验量可以酌减。检验时，应从 2 个以上最小包装单位中抽取供试品，大蜜丸不得少于 4 丸，膜剂不得少于 4 片。

1. 平皿法

采用平皿法进行菌落测定时，应取适宜的连续 2～3 个稀释梯度的供试液。

（1）供试品检查。平皿法包括倾注法和涂布法。

平皿法：取上述供试液 1 mL，置直径 90 mm 的无菌平皿中，注入 15～20 mL 温度不超过 45 ℃熔化的胰酪大豆胨琼脂（用于测定需氧菌总数）或沙氏葡萄糖琼脂培养基（用于测定霉菌和酵母菌总数），混匀，凝固，倒置培养。

涂布法：取 15～20 mL 温度不超过 45 ℃熔化的胰酪大豆胨琼脂或沙氏葡萄糖琼脂培养基，注入直径 90 mm 的无菌平皿中，凝固，制成平板，取上述供试液 0.1 mL 均匀涂布，倒置培养。

（2）阴性对照试验。以稀释液代替供试液进行阴性对照试验，阴性对照试验应无菌生长。如果阴性对照有菌生长，应进行偏差调查。

（3）培养与计数。除另有规定外，胰酪大豆胨琼脂培养基平板倒置于 30～35 ℃培养箱中培养 3～5 d，沙氏葡萄糖琼脂培养基平板倒置于 20～25 ℃培养箱中培养 5～7 d。逐日观察菌落生长情况，点计菌落数。菌落蔓延生长成片的平板不宜计数。点计菌落数后，计算各稀释级供试液的平均菌落数，按菌数报告规则报告菌数。若同稀释级两个平板的菌落平均数不少于 15，则两个平板的菌落数不能相差 1 倍及以上。

（4）菌数报告规则。需氧菌总数测定宜选取平均菌落数小于 300 cfu 的稀释级，霉菌和酵母菌总数测定宜选取平均菌落数小于 100 cfu 的稀释级作为菌数报告的依据。取最高的平均菌落数，计算 1 g、1 mL 或 10 cm² 供试品中所含的微生物数，取两位有效数字报告。如各稀释级的平板均无菌落生长，或仅最低稀释级的平板有菌落生长，但平均菌落数＜1 时，以＜1 乘以最低稀释倍数报告菌数。

2. 薄膜过滤法

薄膜过滤法采用的滤膜孔径应不大于 0.45 μm，滤膜直径一般为 50 mm。

（1）供试品检查。取相当于 1 g、1 mL 或 10 cm² 供试品的供试液，若供试品所含的菌数较多时，可取适宜稀释级的供试液，照方法适用性试验确认的方法将滤膜加至适量稀释液中，立即过滤、冲洗，冲洗后取出滤膜，菌面朝上贴于胰酪大豆胨琼脂培养基或沙氏葡萄糖琼脂培养基上培养。

（2）阴性对照试验。试验用稀释液 1 mL，照上述薄膜过滤法操作，作为阴性对照，阴性对照不得有菌生长。

（3）培养与计数。培养条件和计数方法同平皿法，每片滤膜的菌落数应不超过 100 cfu。

（4）菌数报告规则。以相当于 1 g、1 mL 或 10 cm² 供试品的菌落数报告菌数；若滤膜上无菌落生长，以<1 报告菌数（每张滤膜过滤 1 g、1 mL 或 10 cm² 供试品），或<1 乘以最低稀释倍数的值报告菌数。

3．MPN 法

本法仅在供试品需氧菌总数没有适宜计数方法的情况下使用，不适用于霉菌计数。

（1）供试品检查。取规定量供试品，按方法适用性试验确认的方法进行供试液制备和供试品接种，取供试液 3 个连续稀释级，每一稀释级取 3 份分别接种至 3 管装有 9～10 mL 胰酪大豆胨的液体培养基中。

（2）培养与计数。所有试验管在 30～35 ℃培养 3 d，如果需要确认是否有微生物生长，按方法适用性试验确定的方法进行。记录每一稀释级微生物生长的管数，从《中国药典》通则 1105 表 3 微生物最可能数检索表查每 1 g 或 1 mL 供试品中需氧菌总数的最可能数。

三、控制菌检查

1．控制菌检查的概念

控制菌检查是用于检查某些特定微生物（控制菌或其他致病菌），规定以一次检出结果为准，不再复试。

由于控制菌检查为一次性报告实验结果，故应注意方法的有效性确证（方法验证或阳性对照）、实验过程保障和结果确证，以提高检验结果的可靠性。既要避免漏检造成的假阴性结果，也要避免实验室污染造成的假阳性结果。

控制菌检查中，涉及实验室监控菌株的分离鉴定、样品阳性菌株的分离分析、方法验证试验中的阳性菌操作等，应在专门的阳性菌实验室进行。除另有规定外，阳性菌实验室应符合国家二级生物安全标准，并应配备生物安全柜。

2．控制菌检查方法

供试品的控制菌检查应按已验证的方法进行，还应同时进行阳性对照试验和阴性对照试验。

阳性对照试验：阳性对照试验的加菌量不大于 100 cfu，方法同供试品的控制菌检查。阳性对照试验应检出相应的控制菌。

阴性对照试验：以稀释剂代替供试液照相应控制菌检查法检查，阴性对照试验应无菌生长。如果阴性对照有菌生长，应进行偏差调查。

（1）大肠埃希菌

1）供试液制备与增菌培养。取供试品，照《中国药典》通则 1105 制成 1∶10 供试液，取相当于 1 g 或 1 mL 供试品的上述预培养物接种至适宜体积（通过方法适用性试验确定）

的胰酪大豆胨液体培养基中，混匀，30～35 ℃培养 18～24 h。

2）选择和分离培养。取上述培养物 1 mL 接种至 100 mL 麦康凯液体培养基中，42～44 ℃培养 24～48 h。取麦康凯液体培养基划线接种于麦康凯琼脂培养基平板上，30～35 ℃培养 18～72 h。

3）结果判断。若麦康凯琼脂培养基平板上有菌落生长，应进行分离、纯化及适宜的鉴定试验，确证是否为大肠埃希菌（照 2019 版《中国药品检验标准操作规范》控制菌检查大肠埃希菌生化试验）；若麦康凯琼脂培养基平板上没有菌落生长，或虽有菌落生长但鉴定结果为阴性，判供试品未检出大肠埃希菌。

（2）耐胆盐革兰阴性菌

1）供试液制备与预培养。取供试品，用胰酪大豆胨液体培养基作为稀释剂，照《中国药典》通则 1105 制成 1∶10 供试液，混匀，在 20～25 ℃培养，培养时间应使供试品中的细菌充分恢复但不增值（约 2 h）。

2）定性试验。除另有规定外，取相当于 1 g 或 1 mL 供试品的上述预培养物接种至适宜体积（通过方法适用性试验确定）肠道菌增菌液体培养基中，30～35 ℃培养 24～48 h 后，划线接种于紫色胆盐葡萄糖琼脂培养基平板上，30～35 ℃培养 18～24 h，如果平板上无菌生长，判供试品未检出耐胆盐革兰阴性菌。

3）定量试验

①选择和分离培养。取相当于 0.1 g、0.01 g 和 0.001 g（或 0.1 mL、0.01 mL 和 0.001 mL）供试品的预培养物或其稀释液分别接种至适宜体积（通过方法适用性试验确定）的肠道菌增菌液体培养基中，30～35 ℃培养 24～48 h。上述每一培养物分别划线接种于紫色胆盐葡萄糖琼脂培养基平板上，30～35 ℃培养 18～24 h。

②结果判断。若紫色胆盐葡萄糖琼脂培养基平板上有菌落生长，则对应培养管为阳性，否则为阴性。根据各培养管检查结果，从《中国药典》通则 1106 表 2 查 1 g（或 1 mL）供试品中耐胆盐革兰阴性菌的可能菌数。

（3）沙门菌

1）供试液制备与增菌培养。取 10 g 或 10 mL 供试品直接或处理后接种至适宜体积（通过方法适用性试验确定）的胰酪大豆胨液体培养基中，混匀，30～35 ℃培养 18～24 h。

2）选择和分离培养。取上述培养物 0.1 mL 接种至 10 mL RV 沙门增菌液体培养基中，30～35 ℃培养 18～24 h。取少量 RV 沙门菌增菌液体培养物划线接种于木糖赖氨酸脱氧胆酸盐琼脂培养基平板上，30～35 ℃培养 18～48 h。

沙门菌在木糖赖氨酸脱氧胆酸盐琼脂培养基平板上生长良好，菌落为淡红色或无色、透明或半透明、中心有或无黑色。用接种针挑选疑似菌落于三糖铁琼脂培养基高层斜面上进行斜面和高层穿刺接种，培养 18～24 h，或进一步鉴定（照 2019 版《中国药品检验标准操作规范》控制菌检查沙门氏菌生化试验）。

3）结果判断。若木糖赖氨酸脱氧胆酸盐琼脂培养基平板上有疑似菌落生长，且三糖铁琼脂培养基的斜面为红色、底层为黄色，或斜面黄色、底层黄色或黑色，应进一步进行适宜的鉴定试验，确证是否为沙门菌。如果平板上没有菌落生长，或虽有菌落生长但鉴定结果为阴性，或三糖铁琼脂培养基的斜面未见红色、底层未见黄色；或斜面黄色、底层未见黄色或黑色，判供试品未检出沙门菌。

（4）铜绿假单胞菌

1）供试液制备与增菌培养。取供试品，照《中国药典》通则 1105 制成1：10供试液，取相当于 1 g 或 1 mL 供试品的上述预培养物接种至适宜体积（通过方法适用性试验确定）的胰酪大豆胨液体培养基中，混匀，30～35 ℃培养 18～24 h。

2）选择和分离培养。取上述培养物划线接种于溴化十六烷基三甲铵琼脂平板，30～35 ℃培养 18～72 h。铜绿假单胞菌在该培养基平板上的典型菌落为扁平、圆形或无定形，边缘不齐，光滑湿润，呈灰白色，周边略呈扩散现象，在菌落相邻处常有融合现象。菌落周围常有水溶性蓝绿色素扩散，使培养基显蓝绿色，但亦有不产色素的菌株。

3）纯培养。挑取 2～3 个疑似菌落，分别接种营养琼脂斜面，培养。

取上述纯培养物进行氧化酶试验，或进一步鉴定（照 2019 版《中国药品检验标准操作规范》控制菌检查铜绿假单胞菌生化试验）。

4）氧化酶试验。将洁净滤纸片置于平皿内，用无菌玻棒取上述平板上生长的菌落涂于滤纸片上，滴加新配制的1％二盐酸 N，N-二甲基对苯二胺试液，在 30 s 内若培养物呈粉红色并逐渐变为紫红色为氧化酶试验阳性，否则为阴性。

5）结果判定。若溴化十六烷基三甲铵琼脂平板上有菌落生长，且氧化酶试验阳性，应进一步进行适宜的鉴定试验，确证是否为铜绿假单胞菌。如果平板上没有菌落生长，或虽然有菌落生长，但鉴定结果为阴性，或氧化酶试验阴性，判供试品未检出铜绿假单胞菌。

（5）金黄色葡萄球菌

1）供试液制备与增菌培养。取供试品，照《中国药典》通则 1105 制成1：10供试液，取相当于 1 g 或 1 mL 供试品的上述预培养物接种至适宜体积（通过方法适用性试验确定）的胰酪大豆胨液体培养基中，混匀，30～35 ℃培养 18～24 h。

2）选择和分离培养。取上述培养物划线接种于甘露醇氯化钠琼脂平板上，30～35 ℃培养 18～72 h。

3）结果判定。若甘露醇氯化钠琼脂培养基平板上有黄色菌落或外周有黄色环的白色菌落生长，应进行分离、纯化及进一步鉴定（照 2019 版《中国药品检验标准操作规范》控制菌检查金黄色葡萄球菌血浆凝固酶试验），确证是否为金黄色葡萄球菌；若平板上没有相符或疑似的菌落生长，或虽有相符或疑似的菌落生长但鉴定结果为阴性，判供试品未检出金黄色葡萄球菌。

（6）梭菌

1）供试液制备与增菌培养。取供试品，照《中国药典》通则 1105 制成 1∶10 供试液，取相当于 1 g 或 1 mL 供试品的供试液 2 份，其中 1 份置 80 ℃保温 10 min 后迅速冷却。

2）增菌、选择和分离培养。将上述 2 份供试液分别接种至适宜体积（通过方法适用性试验确定）的梭菌增菌培养基中，置厌氧条件下 30～35 ℃培养 48 h。取上述每一培养物少量，分别涂抹接种于哥伦比亚琼脂培养基平板上，置厌氧条件下 30～35 ℃，培养 48～72 h。

3）过氧化氢酶试验。取上述平板上生长的菌落，置洁净玻片上，滴加 3％过氧化氢试液，若菌落表面有气泡产生，为过氧化氢酶试验阳性，否则为阴性。

4）结果判定。若哥伦比亚琼脂培养基平板上有厌氧杆菌生长，且过氧化氢酶反应阴性，应进一步进行适宜的鉴定试验，确证是否为梭菌；如果哥伦比亚琼脂培养基平板上没有厌氧杆菌生长，或虽有相符或疑似的菌落生长但鉴定结果为阴性，或过氧化氢酶反应阳性，判供试品未检出梭菌。

（7）白色念珠菌

1）供试液制备与增菌培养。取供试品，照《中国药典》通则 1105 制成 1∶10 供试液，取相当于 1 g 或 1 mL 供试品的供试液，接种至适宜体积（通过方法适用性试验确定）的沙氏葡萄糖液体培养基中，混匀，30～35 ℃培养 3～5 d。

2）选择和分离培养。取上述培养物划线接种于沙氏葡萄糖琼脂培养基平板上，30～35 ℃培养 24～48 h。

白色念珠菌在沙氏葡萄糖琼脂培养基上生长的菌落呈乳白色，偶见淡黄色，表面光滑有浓酵母气味，培养时间稍久则菌落增大，颜色变深，质地变硬或有皱褶。应挑选 2～3 个菌落分别接种至念珠菌显色培养基平板上，30～35 ℃培养 24～48 h（必要时延长至 72 h）。若平板上无绿色或翠绿色的菌落生长，判供试品未检出白色念珠菌。

3）结果判定。若沙氏葡萄糖琼脂培养基平板上有疑似菌落生长，且疑似菌落在念珠菌显色培养基平板上生长的菌落呈阳性反应，应进一步进行适宜的鉴定试验（照 2019 版《中国药品检验标准操作规范》控制菌检查白色念珠菌确认试验），确证是否为白色念珠菌；若沙氏葡萄糖琼脂培养基平板上无菌落生长或有菌落生长但鉴定结果为阴性，或疑似菌在念珠菌显色培养基平板上生长的菌落呈阴性反应，判供试品未检出白色念珠菌。

第四节　技能训练

训练一　用湿热灭菌法进行器具的灭菌

【操作准备】

1. 设备仪器

压力蒸汽灭菌器。

2. 灭菌物品

待灭菌玻璃器皿。

【操作步骤】

步骤一　清洗

灭菌前应将物品彻底清洗干净，物品洗涤后干燥。

步骤二　包装

牛皮纸包装捆扎或装入适宜的容器内，包装外进行名称、日期标记。

步骤三　加水

打开灭菌器，加水至标示度。

步骤四　装载

物品装放时，上下左右相互间均应间隔一定距离，以利蒸汽置换空气。同时装入化学指示卡。

步骤五　排气及升温控制

冷空气排气，设置灭菌温度和时间，开启灭菌器。灭菌毕，切断灭菌器电源。

步骤六　开盖取物

灭菌完毕，内外压力平衡时开盖取物，并检查化学指示卡，确认灭菌效果。取出试管放置干燥箱烘干待用。

步骤七　灭菌记录

填写灭菌记录。

【注意事项】

1. 加水。使用高压蒸汽灭菌器注意仪器内水量充足，加水达到标识线。

2. 排放冷空气。在高压蒸汽灭菌时，为保证达到规定的温度，必须将冷空气完全排出，否则虽然压力达到，但温度达不到规定的要求，灭菌就不彻底。

3. 开盖。高压蒸汽灭菌结束时应等仪器内外压力平衡后再开盖，以免锅内液体喷溅伤人及灭菌器皿破裂。

4. 取物。高压蒸汽灭菌后的物品取出时切勿立即置冷处，避免因急速冷却，使灭菌物品内蒸汽冷凝造成负压而染菌。取出后应置干燥箱中烘干待用。

5. 灭菌效果。检查化学指示卡变色情况，未达到或有可疑点者，不可使用。湿热灭菌法应确认灭菌柜在不同装载时可能存在的冷点，当用生物指示剂进一步确认灭菌效果时，应将其置于冷点处。

【评分标准】

序号	操作项目	操作内容	分值	分项分值	评分要点	得分
1	准备	1. 着装	10	5	1. 着工作服顺序正确，仪容整洁	
		2. 整理实验台		5	2. 器材摆放有序合理	
2	包装	1. 选取玻璃器皿，分类包扎	20	10	1. 将器皿分类，大小一致的包扎在一起	
		2. 标记		10	2. 包扎好的器皿松紧合适，无滑落	
3	加水	打开灭菌器，加水至标示度	20	10	1. 加试验用水	
				10	2. 加水适量	
4	装载	1. 将包扎好的物品放入灭菌器	20	10	1. 灭菌物品摆放疏松，竖直放入	
		2. 放入化学指示卡		10	2. 加入化学指示卡	
5	排气及升温控制	1. 打开排气阀，加热，产生持续热气 3 min 关闭	20	10	1. 排冷气要彻底	
		2. 温度上升至所需灭菌温度，持续所需灭菌时间		10	2. 热源控制得当，时间合理	
6	开盖取物	1. 待灭菌器内外压力平衡，开盖	5	2	1. 内外压力平衡，以免发生危险，切勿高压开盖	
		2. 确认灭菌效果		3	2. 确认灭菌效果	
7	灭菌记录	记录灭菌物品名称、日期、灭菌效果确认	5	5	记录灭菌物品名称、日期、灭菌效果确认	
总　　分			100		总分	

训练二　板蓝根颗粒需氧菌总数计数、大肠埃希菌检查

【操作准备】

1. 设备仪器

超净工作台、恒温培养箱（30～35 ℃）、生化培养箱（23～28 ℃）、电子天平、菌落计数器、恒温水浴锅（或微波炉）、无菌吸管、无菌锥形瓶、无菌平皿（直径 90 mm）、无菌称量纸、无菌移液管、洗耳球、无菌药匙、接种针、乳糖发酵管、无菌试管等。

2. 药品试剂

胰酪大豆胨培养基、麦康凯培养基、胆盐乳糖培养基、MUG 培养基、磷酸盐葡萄糖胨水培养基、枸橼酸盐培养基、0.9％无菌氯化钠、pH7.0 无菌氯化钠-蛋白胨缓冲液、α-萘酚乙醇试液、40％氢氧化钾试液、酸性品红、溴麝香草酚蓝、靛基质试液、甲基红指示液等。

3. 材料

板蓝根颗粒。

4. 标准规定

《中国药典》规定，每 1 g 供试品中，需氧菌总数不得过 1 000 个，不得检出大肠埃希菌。

【操作步骤】

1. 需氧菌总数的测定

步骤一　供试液制备

以无菌操作称取板蓝根颗粒 10 g，加 pH7.0 无菌氯化钠-蛋白胨缓冲液冲洗 100 mL，充分振摇，使其完全溶解成 1∶10 均匀稀释液。取 3～4 支灭菌试管，分别加入 9 mL pH7.0 无菌氯化钠-蛋白胨缓冲液，立即塞上试管塞。另取 1 支 1 mL 灭菌吸管吸取 1∶10 均匀供试液 1 mL，加入装有 9 mL pH7.0 无菌氯化钠-蛋白胨缓冲液试管中，混匀，即 1∶10² 供试液。以此类推，根据供试品污染程度，可稀释至 1∶10³、1∶10⁴等适宜稀释级。

步骤二　供试液注皿

在上述进行 10 倍递增稀释的同时，以该稀释级吸管，吸取该稀释级供试液各 1 mL 至每个灭菌平皿中，每一稀释级培养基至少注入 2～3 个平皿。注皿时，将 1 mL 供试液慢慢全部注入平皿中，管内无残留液体，防止反流到吸管尖端部。一般取适宜的连续 2～3 个稀释级的供试液进行细菌数测定。

步骤三　阴性对照

待各级稀释液注皿完毕后，用 1 支 1 mL 吸管吸取稀释液各 1 mL，分别注入 2 个平皿中，作细菌数阴性对照。

步骤四　倾注培养基

将预先配置好的胰酪大豆胨琼脂冷至 45 ℃，倾注 15～20 mL 相应的培养基至上述各个平皿，摇匀，待凝。

步骤五　培养

平板倒置于 30～35 ℃培养箱中培养 3～5 d。

步骤六　菌落计数

除另有规定外，胰酪大豆胨琼脂培养基平板倒置于 30～35 ℃培养箱中培养 3～5 d，逐日观察菌落生长情况，点计菌落数。菌落蔓延生长成片的平板不宜计数。点计菌落数后，计算各稀释级供试液的平均菌落数，按菌数报告规则报告菌数。若同稀释级两个平板的菌落平均数不少于 15，则两个平板的菌落数不能相差 1 倍及以上。

2. 大肠埃希菌的检查

供试品的大肠埃希菌检查应按已验证的方法进行，还应同时进行阳性对照试验和阴性对照试验。

步骤一　准备

（1）供试液制备。以无菌操作称取板蓝根颗粒 10 g，加 pH7.0 无菌氯化钠-蛋白胨缓冲液冲洗 100 mL，充分振摇，使其完全溶解成 1∶10 均匀稀释液。

（2）菌悬液制备。取大肠埃希菌的新鲜培养物少许接种至胰酪大豆胨培养基中，30～35 ℃培养 18～24 h，培养物用 0.9％无菌氯化钠溶液制成 10～100 cfu 的菌悬液。

步骤二　增菌培养

取相当于 1 g 或 1 mL 供试品的上述菌悬液接种至适宜体积（通过方法适用性试验确定）的胰酪大豆胨液体培养基中，混匀，30～35 ℃培养 18～24 h。

步骤三　选择和分离培养

取上述培养物 1 mL 接种至 100 mL 麦康凯液体培养基中，42～44 ℃培养 24～48 h。取麦康凯液体培养基划线接种于麦康凯琼脂培养基平板上，30～35 ℃培养 18～72 h。

阳性对照试验：阳性对照试验的加菌量为 10～100 cfu，方法同供试品的控制检查。阳性对照试验应检出相应的控制菌。

阴性对照试验：取稀释液 10 mL 照相应控制菌检查法检查，作为阴性对照。阴性对照应无菌生长。

步骤四　纯化

若麦康凯琼脂培养基平板上有菌落生长，应进行分离、纯化及适宜的鉴定试验。若麦康凯琼脂培养基平板上生长的菌落出现鲜桃红色或为红色、菌落中心呈深桃红色、圆形、扁平、边缘整齐、表面光滑、湿润这些特征或疑似者，应以接种针轻轻接触单个疑似菌落的表面中心，蘸取培养物，挑选 2～3 个以上疑似菌落，分别接种至营养琼脂斜面，培养 18～24 h，进行生化鉴定。

步骤五　生化鉴定

（1）乳糖发酵试验。取上述斜面培养物，接种于乳糖发酵管，培养 24～48 h，观察产酸（指示剂为酸性品红者为红色，指示剂为溴麝香草酚蓝者为黄色），产气（小倒管内有气泡，气泡无论大小都是产气）。为避免迟缓发酵乳糖产生假阴性，亦可接种 5% 乳糖发酵管。绝大多数迟缓发酵乳糖的细菌，可于 24 h 出现阳性或适当延长培养时间。

（2）靛基质试验（I）。取上述斜面培养物，接种于蛋白胨水培养基，培养 24～48 h，沿管壁加入靛基质试液数滴，轻轻摇动试管，液面呈玫瑰红色为阳性，呈试剂本色为阴性。98% 的大肠埃希菌靛基质试验为阳性。一般 24 h 即可出现阳性结果，以无菌操作先从管中取出 1 mL 或 2 mL 培养液进行检查，如靛基质是阴性，余下的蛋白胨水培养物再培养 24 h，作靛基质试验。

（3）甲基红试验（M）。取上述斜面培养物，接种于磷酸盐葡萄糖胨水培养基中，培养 48 h±2 h，于培养液中加入甲基红指示液 2～3 滴（约每 1 mL 培养液加指示液 1 滴），轻微摇动，立即观察，呈鲜红色或橘红色为阳性，呈黄色为阴性。

（4）乙酰甲基甲醇生成试验（V-P）。取上述斜面培养物，接种于磷酸盐葡萄糖胨水培养基中，培养 48 h±2 h，于 2 mL 培养液中加入 α-萘酚乙醇试液 1 mL，混匀，再加 40% 氢氧化钾试液 0.4 mL，充分振摇，在 4 h（通常在 30 min）内出现红色应判为阳性，无红色反应为阴性。

（5）枸橼酸盐利用试验（C）。取上述斜面培养物，接种于枸橼酸盐培养基斜面上，培养 2～4 d，培养基斜面有菌苔生长、培养基由绿色变为蓝色时为阳性，培养基颜色无改变、无菌苔生长为阴性。

【检验结果】

1. 细菌总数

需氧菌总数测定宜选取平均菌落数小于 300 cfu 的稀释级，取最高的平均菌落数，计算 1 g、1 mL 或 10 cm² 供试品中所含的微生物数，取两位有效数字报告。如各稀释级的平板均无菌落生长，或仅最低稀释级的平板有菌落生长，但平均菌落数<1 时，以<1 乘以最低稀释倍数报告菌数。

2. 大肠埃希菌

当阴性对照试验呈阴性，阳性对照试验 MUG 呈阳性，供试品 MUG 阳性、靛基质阳性，报告 1 g 或 1 mL 供试品检出大肠埃希菌。MUG 阴性、靛基质阴性，报告 1 g 或 1 mL 供试品未检出大肠埃希菌。若麦康凯琼脂培养基平板上没有菌落生长，或虽有菌落生长但鉴定结果为阴性，判供试品未检出大肠埃希菌。

【注意事项】

1. 水浴或微波炉加热融化培养基，以免营养成分过热而被破坏。

2. 已融化的培养基一次用完，不可反复加热使用。

3. 供试液从制备到加入检验用培养基，不得超过 1 h。

4. 供试液稀释及注皿时，应振摇后取均匀的供试液，以免造成误差。

【评分标准】

序号	操作项目	操作内容	分值	分项分值	评分要点	得分
1	检验前准备	灭菌	8	2	正确按要求对无菌室进行灭菌	
		物品准备		2	按无菌操作要求将所需灭菌或消毒的用品移至无菌操作室	
		着装		2	按要求正确穿戴无菌服，进入无菌操作室	
		物品检查		2	正确对供试品外包装进行消毒后启封，检查并做出初步判定	
2	供试液准备	供试液准备	2	2	正确进行供试液的配制	
3	需氧菌测定	试剂准备	40	5	正确准备试剂	
		供试液制备		5	正确制备 1：10 的供试液	
		稀释		5	按 10 倍递增稀释法正确稀释供试液	
		供试液吸取		5	按要求正确吸取供试液	
		倾注平皿		5	正确倾注培养基	
		计数		5	用平板菌落计数法正确计数	
		报告		10	按菌数报告规则正确报告结果	
4	控制菌检查	操作与培养	40	20	正确操作与培养	
		判定		20	正确判定大肠埃希菌	
5	实训报告	报告	10	10	数据真实，资料完整，书写清晰	
总　　分			100		总分	

训练三　营养肉汤培养基的配制与灭菌

【操作准备】

1. 设备仪器

天平、加热设备、高压灭菌器、移液管、烧杯、量筒、三角瓶、玻璃棒、药匙、称量纸、pH 试纸、牛皮纸、棉塞、记号笔、培养箱等。

2. 培养基配方

牛肉膏浸出粉 3.0 g、蛋白胨 10.0 g、氯化钠 5.0 g、蒸馏水 1000 mL、1 mol/L 氢氧化

钠溶液等。

【操作步骤】

步骤一　称量

按培养基配方依次准确称取配方中的物品，放入适宜容器中。

步骤二　溶解

容器中加入 900 mL 蒸馏水，用玻璃棒搅匀，加热，使各成分充分溶解。补足 1 000 mL 水量。

步骤三　调 pH

逐滴加入 1 mol/L 氢氧化钠溶液，调 pH 值为 7.2±0.2。

步骤四　分装

将配制的培养基分装入试管或三角瓶中。

步骤五　加塞、包扎

分装完毕，加塞，用牛皮纸将棉塞部分包扎好，用记号笔注明培养基名称、组别和日期。

步骤六　灭菌

装入高压灭菌器，121 ℃灭菌 20 min。

步骤七　无菌检查

将灭菌的培养基抽样置 37 ℃培养箱，培养 24～48 h，证明无菌生长后方可使用。

【注意事项】

脱水培养基应完全溶解于水中，再行分装和灭菌。配制时若需要加热助溶，应注意不要过度加热，避免培养基颜色变深。

【评分标准】

序号	操作项目	操作内容	分值	分项分值	评分要点	得分
1	准备	药品准备	15	5	药品齐全、类别准确	
		天平准备		5	天平水平、干净	
		其他		5	操作所需物品准备齐全	
2	计算	培养基使用量计算	5	5	培养基使用量计算	
3	称量	方法正确	5	5	称量准确，无外洒	
4	溶解	搅拌	15	5	搅拌均匀	
		加热		10	加热充分溶解，不过度加热	
5	调 pH	试纸使用	15	5	试纸使用正确	
		pH 值准确		10	调 pH 在规定范围	
6	分装	装量	5	5	装量合适	

续表

序号	操作项目	操作内容	分值	分项分值	评分要点	得分
7	加塞、包扎	加塞、包扎	5	5	包扎正确、结实	
8	灭菌	设置	15	5	温度、时间设置正确	
		使用		10	高压灭菌器使用正确	
9	无菌检查	温度	20	5	温度设置正确	
		培养		5	培养时间正确	
		观察		10	判定正确	
	总　　分		100		总分	

单 元 测 试 题

一、单项选择题 (下列每题的选项中，只有 1 个是正确的，请将其代号填在括号中)

1. 菌株传代次数不超过 (　　) 代。

　　A. 3　　　　　　　　　　B. 4　　　　　　　　　　C. 5　　　　　　　　　　D. 6

2. 如供试品液 MUG 阳性，靛基质试验 (　　)，判检出大肠埃希菌；MUG 阴性，靛基质试验 (　　)，判未检出大肠埃希菌。

　　A. 阴性　阴性　　　　　　　　　　B. 阳性　阴性

　　C. 阳性　阳性　　　　　　　　　　D. 阴性　阳性

3. 分离沙门菌通常采用 (　　) 培养基。

　　A. 马丁　　　　　　　　　　B. 木糖赖氨酸脱氧胆酸盐

　　C. 葡萄糖　　　　　　　　　　D. 肉汤

4. 热力灭菌法分干热和湿热灭菌两类，在同一温度下湿热灭菌效力较干热灭菌效力要强，这是因为 (　　)。

　　A. 可迅速提高温度

　　B. 湿热有一定潜热、穿透力大，促进菌体蛋白凝固

　　C. 迅速破坏细菌的酶系统

　　D. 使细菌迅速失活

5. 培养基加入有供试品的平皿时的温度不宜超过 (　　)℃。

　　A. 45　　　　　　　　　　B. 50　　　　　　　　　　C. 48　　　　　　　　　　D. 60

6. 检查结果如各稀释级的平板均无菌落生长或仅最低稀释级的平板有菌落生长，但平均菌落数小于 1 时，应报告（　　）。

    A. 0 个

    B. ＜1 cfu

    C. 0 cfu

    D. ＜1 乘以最低稀释倍数的值

7. 微生物限度检查法是检查非规定灭菌制剂及其原料、辅料受微生物污染程度的方法，检查项目包括（　　）检查。

    A. 需氧菌数和霉菌数

    B. 需氧菌数、霉菌数及酵母菌数

    C. 需氧菌数、霉菌数、酵母菌数及控制菌

    D. 需氧菌数、霉菌数、控制菌

8. 药品微生物实验室所检测微生物的生物危害等级大部分为生物安全（　　）。

    A. 一级   B. 二级   C. 三级   D. 四级

9. 洁净区测定沉降菌时，注入培养基的平皿应放置（　　）min。

    A. 10   B. 20   C. 30   D. 40

10. 薄膜过滤法所用滤膜孔径应不大于（　　）μm，直径一般为（　　）mm。

    A. 0.45　50

    B. 0.45　100

    C. 0.22　50

    D. 0.22　100

11. 需氧菌、霉菌及酵母菌计数检查时，除另有规定外，一般供试品检验量为（　　）g 或（　　）mL，膜剂为（　　）cm^2。

    A. 10　10　100

    B. 10　10　10

    C. 1　1　10

    D. 1　1　1

二、判断题（下列判断正确的请打"√"，错误的打"×"）

1. 在洁净区沉降菌测试中，静态测试时培养皿暴露时间为 30 min 以上，动态测试时培养皿暴露时间大于 4 h。（　　）

2. 为确保箱内的温度快速升高，物品的堆放应该集中，不要太稀疏，充分利用培养箱的空间。（　　）

3. 湿热灭菌法应确认灭菌柜在不同装载时可能存在的冷点，当用生物指示剂进一步确认灭菌效果时，应将其置于冷点处。（　　）

4. 采用薄膜过滤法进行细菌计数时，取相当于 1 g、1 mL 或 10 cm^2 供试品的供试液，照方法适用性试验确认的方法加至适量稀释液中，立即过滤、冲洗，冲洗后取出滤膜，菌面朝上贴于胰酪大豆胨琼脂培养基或沙氏葡萄糖琼脂培养基上培养。（　　）

单元测试题答案

一、单项选择题

1. C 　 2. B 　 3. B 　 4. B 　 5. A 　 6. D 　 7. C 　 8. B 　 9. C 　 10. A

11. A

二、判断题

1. × 　 2. × 　 3. √ 　 4. √

第6单元

含量测定

第一节 容量法含量测定

 培训目标

➢ 熟悉容量法的原理。

➢ 能运用容量法进行中药成分的含量测定。

容量法又称滴定分析法，它是将一种已知准确浓度的滴定液加到被测物质溶液中，直到两者完全反应，根据滴定液的浓度及消耗的体积确定被测物含量的方法。

根据滴定液与被测物发生的化学反应类型不同，容量法可分为酸碱滴定法、沉淀滴定法、配位滴定法和氧化还原滴定法。多数滴定反应在水溶液中进行，当被测物不溶于水或因其他原因不能以水为溶剂时，可采用非水溶剂作为滴定介质。

在中药制剂的含量测定中，滴定分析法常被用来测定生物碱的含量或某些矿物药的含量。

一、生物碱的含量测定

用于生物碱含量测定的滴定分析法有水溶液中的酸碱滴定法和非水酸碱滴定法。一般用强酸或强碱作为滴定液，以直接或间接方式测定。

如果生物碱可溶于水或水-醇溶液中，且生物碱碱性较强，则可用强酸滴定液直接测定。

如果生物碱在水中溶解度较小，可先将其溶解在一定量过量的酸标准溶液中，再用强碱滴定液回滴剩余的酸，即用反滴定法测其含量。例如，北豆根片、止喘灵注射液及颠茄酊中总生物碱的含量测定均采用此法。

对于某些不溶于水的生物碱或碱性比较弱的生物碱也可采用非水酸碱滴定法测其含量。测定时可选用冰醋酸、醋酐、三氯甲烷、吡啶等非水溶剂，用高氯酸作滴定液，用结晶紫等作指示剂或以电位法确定终点。本法多用于纯生物碱的含量测定。

二、矿物药的测定

矿物药包括天然矿物、生物化石、人类加工品及纯粹化学制品，其组成为无机化合物。矿物药依据其所含最主要的含量最多的元素和化合物类别，可分为砷类药（如雄黄）、汞类药（如朱砂）、铅类药（如密陀僧）、铜类药（如胆矾）、铁类药（如赭石）等。由于其品种复杂，且砷、汞、铅等类药物具有毒性，因此对矿物药的质量控制尤为重要。

对矿物药进行定量分析前，需预先对样品进行适当的分解，将被测成分制备成溶液后方可测定。常用的分解法有溶解法和熔融法。溶解法是将样品溶解在水、酸或其他溶剂中的方法；溶解法不能完全溶解的样品则采用熔融法，熔融法是将样品与固体熔剂（如碳酸钠、硫氢酸钾、过氧化钠、硝酸钾等）混合，在高温下加热至熔融，使待测组分转化成可溶于水或酸的化合物。

样品制备成溶液后，如有干扰成分存在，可用掩蔽或分离等方法除去干扰，然后选择适当的滴定方法进行测定。如雄黄中砷的含量测定，可采用碘量法测其含量（属氧化还原滴定法）。

朱砂中汞的含量测定可采用硫氰酸铵法（属沉淀滴定法）测其含量，白矾中铝的测定可采用 EDTA 法（属配位滴定法）测其含量等。

第二节　重量法含量测定

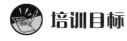 **培训目标**

➢ 熟悉重量法的原理。

➢ 能运用重量法进行含量测定。

一、测定原理

重量法是通过称量物质的某种称量形式的质量来确定被测组分含量的一种定量分析方法。在重量分析中，一般首先采用适当的方法，使被测组分与其他组分分离，将分离的物质转化为一定的称量形式，由称量形式的质量计算被测组分的含量。重量分析的过程包括了分离和称量两个过程。

重量法是直接通过称量获得分析结果，不需要与标准试样或基准物质进行比较，常量分析准确度比较高。对于某些常量元素，如硅、硫的含量，以及中药的水分、灰分和挥发物等的测定常采用重量法。

二、测定方法

根据分离的方法不同，重量法又可分为沉淀法、挥发法等。

1. 沉淀法

沉淀法是利用沉淀反应，将被测组分转化为难溶物，以沉淀形式从溶液中分离出来，经滤过、洗涤、烘干或灼烧成"称量形式"，对称量形式进行称量，计算被测组分含量的方法。

2. 挥发法

挥发法是利用被测组分的挥发性或转化为挥发性物质的性质，进行含量测定的方法。挥发法又分直接挥发法和间接挥发法。

（1）直接挥发法。直接挥发法是利用加热等方法使试样中挥发性组分逸出，用适宜的吸收剂将其全部吸收，根据吸收剂质量的增加来计算该组分含量的方法。

（2）间接挥发法。间接挥发法是利用加热等方法使试样中挥发性组分逸出，然后称量其残渣，根据挥发前后试样质量的差值来计算挥发组分的含量，如烘干法测定水分含量。

第三节　紫外-可见分光光度法含量测定

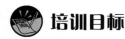 培训目标

➤ 熟悉紫外-可见分光光度法的原理。

➤ 能运用紫外-可见分光光度法进行含量测定。

一、测定原理

分光光度法的定量依据和基础是朗伯比尔定律。朗伯比尔定律描述在一定条件下，当入射光波长一定时，待测溶液的吸光度与其浓度和液层厚度成正比。数学表达式为：

$$A = Kcl$$

式中　A——吸光度；

　　　K——摩尔吸光系数；

　　　c——溶液浓度，mol/L；

　　　l——液层厚度，cm。

通过测定物质在不同波长处的吸光度，并绘制其吸光度与波长的关系图，即得吸收光谱，从吸收光谱中可以确定最大吸收波长 λ_{max}，最大吸收波长可用作定量分析的测定波长。最大吸收波长处测量一定浓度样品溶液的吸光度，并与一定浓度的对照溶液的吸光度进行比较，或采用吸收系数法，就可以求算出样品溶液的浓度。

二、测定方法

测定时，除另有规定外，应以配制供试品溶液的同批溶剂为空白对照，采用 1 cm 的石英吸收池，在规定的吸收峰波长±2 nm 以内测试几个点的吸光度，或由仪器在规定波长附近自动扫描测定，以核对供试品的吸收峰波长位置是否正确。除另有规定外，吸收峰波长应在该品种项下规定的波长±2 nm 以内，并以吸光度最大的波长作为测定波长。一般供试品溶液的吸光度读数以在 0.3～0.7 之间为宜。仪器的狭缝波带宽度宜小于供试品吸收带的半高宽度的 1/10，否则测得的吸光度会偏低；狭缝宽度的选择，应以减小狭缝宽度时供试品的吸光度不再增大为准。由于吸收池和溶剂本身可能有空白吸收，因此测定供试品的吸光度后应减去空白读数，或由仪器自动扣除空白读数后再计算含量。

当溶液的 pH 值对测定结果有影响时，应将供试品溶液的 pH 值和对照品溶液的 pH 值调成一致。

含量测定一般有以下几种方法。

1. 对照品比较法

按各品种项下的方法，分别配制供试品溶液和对照品溶液，对照品溶液中所含被测成分的量应为供试品溶液中被测成分规定量的 $100\% \pm 10\%$，所用溶剂也应完全一致，在规定的波长处测定供试品溶液和对照品溶液的吸光度后，按下式计算供试品中被测溶液的浓度：

$$c_x = (A_x / A_r) c_r$$

式中　c_x——供试品溶液的浓度，mol/L；

A_x——供试品溶液的吸光度；

c_r——对照品溶液的浓度，mol/L；

A_r——对照品溶液的吸光度。

2. 吸收系数法

按各品种项下的方法配制供试品溶液，在规定的波长处测定其吸光度，再以该品种在规定条件下的吸收系数计算含量。用本法测定时，吸收系数通常应大于100，并注意仪器的校正和检定。

3. 比色法

供试品本身在紫外-可见光区没有强吸收，或在紫外光区虽有吸收但为了避免干扰或提高灵敏度，可加入适当的显色剂，使反应产物的最大吸收移至可见光区，这种测定方法称为比色法。

用比色法测定时，由于显色时影响显色深浅的因素较多，应取供试品与对照品或标准品同时操作。除另有规定外，比色法所用的空白是指用同体积的溶剂代替对照品或供试品溶液，然后依次加入等量的相应试剂，并用同样方法处理。在规定的波长处测定对照品和供试品溶液的吸光度后，按上述对照品比较法计算供试品浓度。

当吸光度和浓度关系不呈良好线性时，应取数份梯度量的对照品溶液，用溶剂补充至同一体积，显色后测定各份溶液的吸光度，然后以吸光度与相应的浓度绘制标准曲线，再根据供试品的吸光度在标准曲线上查得其相应的浓度，并求出其含量。

第四节　浸出物测定法

 培训目标

➤ 熟悉浸出物测定法的原理和方法。

➤ 能运用冷浸法进行浸出物测定。

➤ 能进行中药成分的醇溶性浸出物测定。

➤ 能进行中药挥发性成分的浸出物测定。

一、水溶性浸出物测定法

测定用的供试品需粉碎，使其能通过二号筛，并混合均匀。

1. 冷浸法

取供试品约 4 g，精密称定，置 250～300 mL 的锥形瓶中，精密加水 100 mL，密塞，冷浸，前 6 h 内时时振摇，再静置 18 h，用干燥过滤器迅速滤过，精密量取续滤液 20 mL，置已干燥至恒重的蒸发皿中，在水浴上蒸干后，于 105 ℃干燥 3 h，置干燥器中冷却 30 min，迅速精密称定质量。除另有规定外，以干燥品计算供试品中水溶性浸出物的含量（％）。

2．热浸法

取供试品约 2～4 g，精密称定，置 100～250 mL 的锥形瓶中，精密加水 50～100 mL，密塞，称定质量，静置 1 h 后，连接回流冷凝管，加热至沸腾，并保持微沸 1 h。放冷后，取下锥形瓶，密塞，再称定质量，用水补足减失的质量，摇匀，用干燥过滤器滤过，精密量取滤液 25 mL，置已干燥至恒重的蒸发皿中，在水浴上蒸干后，于 105 ℃干燥 3 h，置干燥器中冷却 30 min，迅速精密称定重量。除另有规定外，以干燥品计算供试品中水溶性浸出物的含量（％）。

二、醇溶性浸出物测定法

1．测定原理

本法是指以乙醇为溶剂，提取药品中相应的醇溶性成分，并计算其含量。

2．测定方法

照水溶性浸出物测定法测定。除另有规定外，以各品种项下规定浓度的乙醇代替水为溶剂。

三、挥发性醚浸出物测定法

1．测定原理

本法是以乙醚为溶剂，对制剂中醚溶性成分进行提取，并计算其在药品中的含量。

2．测定方法

取供试品（过四号筛）2～5 g，精密称定，置五氧化二磷干燥器中干燥 12 h，置索氏提取器中，加乙醚适量，除另有规定外，加热回流 8 h，取乙醚液，置干燥至恒重的蒸发皿中，放置，挥去乙醚，残渣置五氧化二磷干燥器中干燥 18 h，精密称定，缓缓加热至 105 ℃，并于 105 ℃干燥至恒重。其减失重量即为挥发性醚浸出物的重量。

第五节　技 能 训 练

训练一　测定止喘灵注射液总生物碱含量

【操作准备】

1．设备仪器

移液管（10 mL）、量筒（10 mL）、具塞锥形瓶、滴定管等。

2．药品试剂

止喘灵注射液、1 mol/L 氢氧化钠溶液、三氯甲烷、0.01 mol/L 硫酸滴定液、新沸过的冷水、茜素磺酸钠指示液、0.02 mol/L 氢氧化钠滴定液。

3．标准规定

《中国药典》规定，本品每 1 mL 含总生物碱以麻黄碱（$C_{10}H_{15}NO$）计，应为 0.50～0.80 mg。

【操作步骤】

步骤一　制备供试品溶液

精密量取本品 10 mL，加 1 mol/L 氢氧化钠溶液 0.5 mL，用三氯甲烷提取 4 次（10 mL，10 mL，5 mL，5 mL），合并三氯甲烷液，置具塞锥形瓶中。

步骤二　滴定

精密加 0.01 mol/L 硫酸滴定液 10 mL 及新沸过的冷水 10 mL，充分振摇，加茜素磺酸钠指示液 1～2 滴，用 0.02 mol/L 氢氧化钠滴定液滴定至淡红色，读取消耗氢氧化钠滴定液的容积数 A（mL）。

步骤三　空白试验

取三氯甲烷 30 mL 置具塞锥形瓶中，如上述步骤操作滴定，读取消耗 0.02 mol/L 氢氧化钠滴定液的容积数 B（mL）。

步骤四　计算

每 1 mL 0.01 mol/L 硫酸滴定液相当于 3.305 mg 的麻黄碱（$C_{10}H_{15}NO$），照下式计算得麻黄碱含量（mg）。

$$麻黄碱含量 = \frac{(B-A) \times 3.305}{10}$$

【检测结果】

每 1 mL 含总生物碱以麻黄碱（$C_{10}H_{15}NO$）计，应为 0.50～0.80 mg。

【评分标准】

测定止喘灵注射液总生物碱含量的评分标准

考核要点			分值
实验准备 （20分）	着装	整齐、整洁	2
	仪器的准备 与清洗	仪器选用是否正确	3
		玻璃仪器清洗的顺序是否正确，是否清洗干净，需要干燥处理的玻璃仪器是否符合要求	5
	试药与试液 的准备	选用试药的规格是否正确	5
		试液的配制方法是否正确	5

续表

考核要点			分值
检验过程操作 （55分）	总生物碱 含量测定	正确选择移液管，准确量取	5
		正确准备供试液	10
		正确选择滴定管，指示剂用量合理	10
		依法操作规范，实验条件控制适宜	5
		认真观察实验现象，滴定终点正确	15
	实验结束	仪器归位，并填写仪器使用记录	5
		整理试液、物品，恢复至原来位置，桌面是否清理整洁	5
记录及报告 （15分）	检验记录	原始记录及报告格式规范	5
		实验数据记录整洁、真实、完整	5
	检验报告	正确处理检测数据	5
职业素质 （10分）	文明操作	实验过程中保持台面整洁，无废液、纸屑等	2.5
		实验后台面恢复原状，试剂、仪器放回原处	2.5
	工作条理性	操作过程系统、流畅、有条理，能合理有序地安排时间	5
总　　分			100

训练二　测定丹参中的水分含量

【操作准备】

1. 设备仪器

小型粉碎机、扁形称量瓶、分析天平（感量 0.000 1 g）、电热恒温干燥箱、干燥器等。

2. 药品试剂

丹参。

3. 标准规定

《中国药典》规定，丹参中水分不得超过 13.0%（通则 0832 第二法）。

【操作步骤】

步骤一　取本品粉碎，精密称取粉末（2～5 g），称重读数记为 m（g），平铺于干燥至恒重的扁形称量瓶中，厚度不超过 5 mm。

步骤二　开启瓶盖在 100～105 ℃干燥 5 h，将瓶盖盖好，移置干燥器中，放冷 30 min，精密称定。

步骤三 再在上述温度干燥 1 h，放冷，称重，至连续两次称重的差异不超过 5 mg 为止，此时的称重读数记为 M（g）。

步骤四 根据下式，计算供试品中含水量（％）。

$$含水量 = \frac{m-M}{m} \times 100\%$$

【检测结果】

丹参含水量不得超过 13.0％。

【注意事项】

1. 扁形称量瓶应干燥至恒重。

2. 干燥温度 100～105 ℃。

【评分标准】

测定丹参中的水分含量评分标准

考核要点			分值
实验准备 （20分）	着装	整齐、整洁	5
	仪器的准备 与清洗	天平选用是否正确	5
		扁形称量瓶是否清洗干净、是否干燥至恒重	10
检验过程操作 （55分）	样品预处理	正确使用粉碎机，丹参粉碎符合要求	10
	水分测定	正确使用分析天平和恒温干燥箱	20
		正确进行恒重测定操作并读取读数	20
	实验结束	仪器清洁、归位，并填写仪器使用记录；桌面是否清理整洁	5
记录及报告 （15分）	检验记录	原始记录及报告格式规范	5
		实验数据记录整洁、真实、完整	5
	检验报告	正确处理检测数据	5
职业素质 （10分）	文明操作	实验过程中保持台面整洁，无废液、纸屑等	2.5
		实验后台面恢复原状，试剂、仪器放回原处	2.5
	工作条理性	操作过程系统、流畅、有条理，能合理有序地安排时间	5
总　　分			100

训练三　测定枸杞子中枸杞多糖含量

【操作准备】

1. 设备仪器

紫外-可见分光光度计、分析天平（感量 0.000 1 g）、容量瓶（250 mL）、具塞试管、恒温水浴锅、刻度吸管（2 mL）、移液管（1 mL、5 mL）、圆底烧瓶、冷凝管、漏斗、滤纸等。

2．药品试剂

枸杞子、葡萄糖对照品、5％苯酚溶液、蒸馏水、硫酸、乙醚、80％乙醇等。

3．标准规定

《中国药典》规定，本品按干燥品计算，含枸杞多糖以葡萄糖计，不得少于 1.8％。

【操作步骤】

步骤一　对照品溶液的制备

取无水葡萄糖对照品 25 mg，精密称定，置 250 mL 容量瓶中，加蒸馏水适量溶解，稀释至刻度，摇匀，即得（每 1 mL 中含无水葡萄糖 0.1 mg）。

步骤二　标准曲线的制备

精密量取对照品溶液 0 mL、0.2 mL、0.4 mL、0.6 mL、0.8 mL、1.0 mL，分别置具塞试管中，分别加蒸馏水补至 2.0 mL，各精密加入 5％苯酚溶液 1 mL，摇匀，迅速精密加入硫酸 5 mL，摇匀，放置 10 min，置 40 ℃水浴中保温 15 min，取出，迅速冷却至室温，照紫外-可见分光光度法，在 490 nm 的波长处测定吸光度，以吸光度为纵坐标，浓度为横坐标，绘制标准曲线。

步骤三　供试品溶液的制备

取本品粗粉约 0.5 g，精密称定，加乙醚 100 mL，加热回流 1 h，静置，放冷，小心弃去乙醚液，残渣置水浴上挥尽乙醚。加入 80％乙醇 100 mL，加热回流 1 h，趁热滤过，滤渣与滤器用热 80％乙醇 30 mL 分次洗涤，滤渣连同滤纸置烧瓶中，加蒸馏水 150 mL，加热回流 2 h。趁热滤过，用少量热水洗涤滤器，合并滤液与洗液，放冷，移至 250 mL 量瓶中，用蒸馏水稀释至刻度，摇匀，既得。

步骤四　测定

精密量取供试品溶液 1 mL，置具塞试管中，加蒸馏水 1.0 mL，照步骤二中的方法，自"各精密加入 5％苯酚溶液 1 mL"起，依法测定吸光度，从标准曲线上读出供试品溶液含葡萄糖的质量（mg），计算，即得。

【检测结果】

按干燥品计算，枸杞多糖以葡萄糖计，不得少于 1.8％。

【注意事项】

1. 葡萄糖对照品需 105 ℃干燥至恒重成为无水葡萄糖对照品。

2. 标准曲线的相关系数需大于 0.99。

【评分标准】

测定枸杞子中枸杞多糖含量评分标准

考核要点			分值
实验准备 （20分）	着装	整齐、整洁	2
	仪器的准备 与清洗	仪器选用是否正确	3
		玻璃仪器清洗的顺序是否正确，是否清洗干净，需要干燥处理的玻璃仪器是否符合要求	5
	试药与试液 的准备	选用试药的规格是否正确	5
		试液的配制方法是否正确	5
检验过程操作 （55分）	枸杞多糖 含量测定	正确准备及使用紫外-可见分光光度计	5
		正确准备供试液与对照液	15
		标准曲线制备	15
		正确测定供试品	10
	实验结束	仪器归位，并填写仪器使用记录	5
		整理试液、物品，恢复至原来位置，桌面是否清理整洁	5
记录及报告 （15分）	检验记录	原始记录及报告格式规范	5
		实验数据记录整洁、真实、完整	5
	检验报告	正确处理检测数据	5
职业素质 （10分）	文明操作	实验过程中保持台面整洁，无废液、纸屑等	2.5
		实验后台面恢复原状，试剂、仪器放回原处	2.5
	工作条理性	操作过程系统、流畅、有条理，能合理有序地安排时间	5
总　　分			100

训练四　测定丹参中水溶性浸出物含量

【操作准备】

1. 设备仪器

小型粉碎机、二号筛、锥形瓶、分析天平（感量 0.0001 g）、漏斗、滤纸、移液管（100 mL、20 mL）、蒸发皿、水浴锅、电热恒温干燥箱、干燥器等。

2. 药品试剂

丹参、蒸馏水。

3. 标准规定

《中国药典》规定，照水溶性浸出物测定法（通则 2201）项下的冷浸法测定，不得少于 35.0％。

【操作步骤】

步骤一　供试品溶液的制备

取本品粉碎，过二号筛，取粉末约 4 g，精密称定，记为 m（g），置 250 mL 的锥形瓶中，精密加蒸馏水 100 mL，密塞，冷浸，前 6 h 内时时振摇，再静置 18 h，用干燥滤器迅速滤过，即得。

步骤二　干燥处理

精密量取上述续滤液 20 mL，置已干燥至恒重的蒸发皿中，在水浴上蒸干后，于 105 ℃ 干燥 3 h，置干燥器中冷却 30 min，迅速精密称定质量，记为 M（g）。

步骤三　计算

根据下式，计算水溶性浸出物含量（％）。

$$水溶性浸出物含量 = \frac{M \times 100}{20 \times m \times （1-含水量）} \times 100\%$$

【检测结果】

丹参中水溶性浸出物含量不得少于 35.0％。

【注意事项】

1. 过滤器具需是干燥的。

2. 蒸发皿需干燥至恒重。

3. 本训练所取丹参与训练二中所用丹参为同一批，故含水量为训练二中所测得的含水量。

【评分标准】

测定丹参中水溶性浸出物含量评分标准

考核要点			分值
实验准备（20 分）	着装	整齐、整洁	5
	仪器的准备与清洗	天平选用是否正确	5
		玻璃仪器清洗的顺序是否正确，是否清洗干净，需要干燥处理的玻璃仪器是否符合要求	10
检验过程操作（55 分）	样品预处理	正确使用粉碎机，丹参粉碎符合要求	10
	水溶性浸出物测定	正确进行供试品液的制备	20
		正确进行干燥处理	20
	实验结束	仪器清洁、归位，并填写仪器使用记录；桌面是否清理整洁	5
记录及报告（15 分）	检验记录	原始记录及报告格式规范	5
		实验数据记录整洁、真实、完整	5
	检验报告	正确处理检测数据	5
职业素质（10 分）	文明操作	实验过程中保持台面整洁，无废液、纸屑等	2.5
		实验后台面恢复原状，试剂、仪器放回原处	2.5
	工作条理性	操作过程系统、流畅、有条理，能合理有序地安排时间	5
总　　分			100

训练五　测定丹参中醇溶性浸出物含量

【操作准备】

1．设备仪器

小型粉碎机、二号筛、分析天平（感量 0.000 1 g）、锥形瓶、回流冷凝管、水浴锅、漏斗、滤纸、移液管（50 mL、25 mL）、蒸发皿、电热恒温干燥箱、干燥器等。

2．药品试剂

丹参、乙醇。

3．标准规定

《中国药典》规定，照醇溶性浸出物测定法（通则 2201）项下的热浸法测定，用乙醇作溶剂，不得少于 15.0％。

【操作步骤】

步骤一　供试品溶液的制备

取本品粉碎，过二号筛，取粉末 2～4 g，精密称定，记为 m（g），置 250 mL 的锥形瓶中，精密加乙醇 50 mL，密塞，称定质量，静置 1 h 后，连接回流冷凝管，加热至沸腾，并保持微沸 1 h。放冷后，取下锥形瓶，密塞，再称定质量，用乙醇补足减失的质量，摇匀，用干燥滤器滤过，即得。

步骤二　干燥处理

精密量取上述续滤液 25 mL，置已干燥至恒重的蒸发皿中，在水浴上蒸干后，于 105 ℃干燥 3 h，置干燥器中冷却 30 min，迅速精密称定质量，记为 M（g）。

步骤三　计算

根据下式，计算醇溶性浸出物含量（％）。

$$醇溶性浸出物含量 = \frac{M \times 50}{25 \times m \times（1 - 含水量）} \times 100\%$$

【检测结果】

丹参中醇溶性浸出物含量不得少于 15.0％。

【注意事项】

1．过滤器具需是干燥的。

2．蒸发皿需干燥至恒重。

3．本训练所取丹参与训练二中所用丹参为同一批，故含水量为训练二中所测得的含水量。

【评分标准】

测定丹参中醇溶性浸出物含量评分标准

考核要点			分值
实验准备 （20分）	着装	整齐、整洁	5
	仪器的准备 与清洗	天平选用是否正确	5
		玻璃仪器清洗的顺序是否正确，是否清洗干净，需要干燥处理的玻璃仪器是否符合要求	10
检验过程操作 （55分）	样品预处理	正确使用粉碎机，丹参粉碎符合要求	10
	醇溶性 浸出物测定	正确进行供试品液的制备	20
		正确进行干燥处理	20
	实验结束	仪器清洁、归位，并填写仪器使用记录；桌面是否清理整洁	5
记录及报告 （15分）	检验记录	原始记录及报告格式规范	5
		实验数据记录整洁、真实、完整	5
	检验报告	正确处理检测数据	5
职业素质 （10分）	文明操作	实验过程中保持台面整洁，无废液、纸屑等	2.5
		实验后台面恢复原状，试剂、仪器放回原处	2.5
	工作条理性	操作过程系统、流畅、有条理，能合理有序地安排时间	5
总　　分			100

训练六　测定安中片中挥发性醚浸出物含量

【操作准备】

1. 设备仪器

研钵、四号筛、分析天平（感量 0.000 1 g）、五氧化二磷干燥器、索氏提取器、水浴锅、回流冷凝管、蒸发皿、电热恒温干燥箱等。

2. 药品试剂

安中片、乙醚。

3. 标准规定

《中国药典》规定，照浸出物测定法项下挥发性醚浸出物测定法（通则 2201）测定，用乙醚做溶剂，本品每片含挥发性醚浸出物不得少于 0.35 mg，薄膜衣片不得少于 0.80 mg。

【操作步骤】

步骤一　供试品溶液的制备

取本品 20 片，薄膜衣片除去包衣，精密称定，质量记为 m_1（g），研细，过四号筛，取约 2 g，精密称定，质量记为 m_2（g），置五氧化二磷干燥器中干燥 12 h 后，置索氏提取器中，加乙醚适量，加热回流 8 h，即得。

步骤二　干燥处理

取乙醚液，置干燥至恒重的蒸发皿中，放置，挥去乙醚，残渣置五氧化二磷干燥器中干燥 18 h，精密称定，质量记为 m_3（mg），缓缓加热至 105 ℃，并于 105 ℃ 干燥至恒重，质量记为 m_4（mg）。其减失质量即为挥发性醚浸出物的质量。

步骤三　计算

根据下式，计算每片含挥发性醚浸出物含量（mg）。

$$每片挥发性醚浸出物含量 = \frac{m_3 - m_4}{m_2} \times \frac{m_1}{20}$$

【检测结果】

每片含挥发性醚浸出物不得少于 0.35 mg，薄膜衣片不得少于 0.80 mg。

【注意事项】

1. 蒸发皿需干燥至恒重。

2. 缓缓加热至 105 ℃。

【评分标准】

测定安中片中挥发性醚浸出物含量评分标准

考核要点			分值
实验准备 （20分）	着装	整齐、整洁	5
	仪器的准备 与清洗	天平选用是否正确	5
		玻璃仪器清洗的顺序是否正确，是否清洗干净，需要干燥处理的玻璃仪器是否符合要求	10
检验过程操作 （55分）	样品预处理	正确处理药品，粉碎应符合要求	10
	挥发性醚 浸出物测定	正确进行供试品液的制备	20
		正确进行干燥处理	20
	实验结束	仪器清洁、归位，并填写仪器使用记录；桌面是否清理整洁	5
记录及报告 （15分）	检验记录	原始记录及报告格式规范	5
		实验数据记录整洁、真实、完整	5
	检验报告	正确处理检测数据	5
职业素质 （10分）	文明操作	实验过程中保持台面整洁，无废液、纸屑等	2.5
		实验后台面恢复原状，试剂、仪器放回原处	2.5
	工作条理性	操作过程系统、流畅、有条理，能合理有序地安排时间	5
总　　分			100

单 元 测 试 题

一、单项选择题（下列每题的选项中，只有 1 个是正确的，请将其代号填在括号中）

1. 中药中，（　　）成分常用容量分析法测定含量。

    A. 黄酮　　　　　　　B. 糖类　　　　　　　C. 生物碱　　　　　　D. 蒽醌

2. 人参供试品，置炽灼至恒重的坩埚（87.06 g）中，称定质量为 89.27 g，缓缓炽热，至完全炭化时，逐渐升高温度至 550 ℃，使其完全灰化并至恒重 87.23 g。根据残渣质量，计算供试品中总灰分的含量为（　　）。

    A. 6.7%　　　　　　　B. 7.7%　　　　　　　C. 8.7%　　　　　　　D. 9.7%

3. 符合朗伯比尔定律的有色溶液在被适当稀释时，其最大吸收峰的波长位置（　　）。

    A. 向短波方向移动　　　　　　　　　　B. 向长波方向移动

    C. 移动方向不确定　　　　　　　　　　D. 不移动

4. 有一浓度为 0.15 mg/mL 的有色溶液，在一定波长处，于 1.0 cm 的吸收池中测得其吸光度为 0.374，如果在同一吸收波长处，于同样的吸收池中测得该物质的另一溶液吸光度为 0.629，则此溶液的浓度为（　　）。

    A. 0.25 mg/mL　　　B. 0.25 g/mL　　　C. 0.20 mg/mL　　　D. 0.30 g/mL

5. 冷浸法测定水溶性浸出物时，前 6 h 内时时振摇，再静置（　　）h。

    A. 6　　　　　　　　B. 12　　　　　　　　C. 18　　　　　　　　D. 24

6. 醇溶性浸出物所用溶剂为（　　）。

    A. 甲醇　　　　　　　B. 乙醇　　　　　　　C. 正丁醇　　　　　　D. 异丁醇

7. 挥发性醚浸出物测定：取供试品 2～5 g，精密称定，置无氧化二磷干燥器中干燥（　　）h。

    A. 6　　　　　　　　B. 12　　　　　　　　C. 18　　　　　　　　D. 24

二、判断题（下列判断正确的请打"√"，错误的打"×"）

1. 滴定完毕后，滴定管内剩余溶液可以倒回原瓶，再将滴定管洗净。　　　　　（　　）

2. 运用重量法进行分析时，一般首先采用适当的方法，使被测组分与其他组分分离。

    （　　）

3. 紫外-可见分光光度法测定要求供试品溶液吸光度在 0.1～1.0 之间，因为在此范围内该方法的灵敏度高。　　　　　　　　　　　　　　　　　　　　　　　　（　　）

4. 浸出物含量测定时，电烘箱温度要求为 100 ℃。 （ ）

5. 水溶性浸出物测定法测定用的药材供试品需过三号筛，挥发性醚浸出物测定法测定用的药材供试品需过四号筛。 （ ）

单元测试题答案

一、单项选择题

1. C 2. B 3. D 4. A 5. C 6. B 7. B

二、判断题

1. × 2. √ 3. × 4. × 5. ×

实训 银杏叶提取物的综合质量检测

一、标准规定

《中国药典》收录单味制剂"银杏叶提取物",其质量标准如下。

银杏叶提取物为银杏科植物银杏 *Ginkgo biloba* L.的干燥叶经加工制成的提取物。

【制法】取银杏叶,粉碎,用稀乙醇加热回流提取,合并提取液,回收乙醇并浓缩至适量,加在已处理好的大孔吸附树脂柱上,依次用水及不同浓度的乙醇洗脱,收集相应的洗脱液,回收乙醇,喷雾干燥;或回收乙醇,浓缩成稠膏,真空干燥,粉碎,即得。

【性状】本品为浅棕黄色至棕褐色的粉末,味微苦。

【鉴别】

1. 取本品 0.2 g,加正丁醇 15 mL,置水浴中温浸 15 min 并时时振摇,放冷,滤过,滤液蒸干,残渣加乙醇 2 mL 使其溶解,作为供试品溶液。另取银杏叶对照提取物 0.2 g,同法制成对照提取物溶液,照薄层色谱法(通则 0502)试验,吸取上述两种溶液各 1 μL,分别点于同一含 4% 醋酸钠的羧甲基纤维素钠溶液为黏合剂的硅胶 G 薄层板上,以乙酸乙酯-丁酮-甲酸-水(5:3:1:1)为展开剂,展开,取出,晾干,喷以 3% 三氯化铝乙醇溶液,在紫外光(365 nm)下检视。供试品色谱中,在与对照提取物色谱相对应的位置上,显相同颜色的荧光斑点。

2. 取本品,照【含量测定】萜类内酯项下的方法试验,供试品色谱中应呈现与银杏叶总内酯对照提取物色谱峰保留时间相对应的色谱峰。

【检查】

1. **水分**

不得超过 5.0%(通则 0832 第二法)。

2. 炽灼残渣

不得超过 0.8%（通则 0841）。

3. 重金属

取炽灼残渣项下遗留的残渣，依法检查（通则 0821），不得超过 20 mg/kg。

4. 黄酮苷元峰面积比

按【含量测定】项下的总黄酮醇苷色谱计算，槲皮素与山柰酚的峰面积比应为 0.8～1.2，异鼠李素与槲皮素的峰面积比值应大于 0.15。

5. 总银杏酸

总银杏酸照高效液相色谱法（通则 0512）测定。

（1）色谱条件与系统适用性试验。以十八烷基硅烷键合硅胶为填充剂（柱长为 150 mm，柱内径为 4.6 mm，粒径为 5 μm），以含 0.1%三氟乙酸的乙腈为流动相 A，含 0.1%三氟乙酸的水为流动相 B，按表 7-1 中的规定进行梯度洗脱；检测波长为 310 nm。理论板数按白果新酸峰计算，应不低于 4 000。

表 7-1　　　　　　　　　　　　　洗脱条件表

时间（min）	流动相 A	流动相 B
0～30	75%→90%	25%→10%
30～35	90%	10%
35～36	90%→75%	10%→25%
36～45	75%	25%

（2）对照品溶液的制备。取白果新酸对照品适量，精密称定，加甲醇制成每 1 mL 含 1 μg 的溶液，作为对照品溶液；另取总银杏酸对照品适量，用甲醇制成每 1 mL 含 20 μg 的溶液，作为定位用对照溶液。

（3）供试品溶液的制备。取本品粉末约 2 g，精密称定，置具塞锥形瓶中，精密加入甲醇 10 mL，称定质量，超声使其溶解，放冷，用甲醇补足减失的质量，摇匀，滤过，取续滤液，即得。

（4）测定法。精密吸取供试品溶液、对照品溶液及定位用对照溶液各 50 μL，注入液相色谱仪，计算供试品溶液中与总银杏酸对照品相应色谱峰的总峰面积，以白果新酸对照品外标法计算总银杏酸含量，即得。

本品含总银杏酸不得超过 10 mg/kg。

【含量测定】

1. 总黄酮醇苷

总黄酮醇苷照高效液相色谱法（通则 0512）测定。

（1）色谱条件与系统适用性试验。以十八烷基硅烷键合硅胶为填充剂，以甲醇-0.4％磷酸溶液（50∶50）为流动相，检测波长为 360 nm。理论板数按槲皮素峰计算，应不低于 2 500。

（2）对照品溶液的制备。取槲皮素对照品适量，精密称定，加甲醇制成每 1 mL 含 30 μg 的溶液，即得。

（3）供试品溶液的制备。取本品约 35 mg，精密称定，加甲醇-25％盐酸溶液（4∶1）的混合溶液 25 mL，置水浴中加热回流 30 min，迅速冷却至室温，转移至 50 mL 容量瓶中，用甲醇稀释至刻度，摇匀，滤过，取续滤液，即得。

（4）测定法。分别精密吸取对照品溶液与供试品溶液各 10 μL，注入液相色谱仪，测定，以槲皮素对照品的峰面积为对照，分别按表 7-2 相对应的校正因子计算槲皮素、山奈酚和异鼠李素的含量，用待测成分色谱峰与槲皮素色谱峰的相对保留时间确定槲皮素、山奈酚和异鼠李素的峰位，其相对保留时间应在规定值的 ±5％ 范围之内（若相对保留时间偏离超过 5％，则应以相应的被替代对照品确证为准），即得。相对保留时间及校正因子（F）见表 7-2。

表 7-2　　　　　　　　　　相对保留时间及校正因子（F）

待测成分（峰）	相对保留时间	校正因子（F）
槲皮素	1.00	1.000 0
山奈酚	1.77	1.002 0
异鼠李素	2.00	1.089 0

总黄酮醇苷含量＝（槲皮素含量＋山奈酚含量＋异鼠李素含量）×2.51

本品按干燥品计算，含总黄酮醇苷不得少于 24.0％。

2．萜类内酯

萜类内酯照高效液相色谱法（通则 0512）测定。

（1）色谱条件与系统适用性试验。以十八烷基硅烷键合硅胶为填充剂，以正丙醇-四氢呋喃-水（1∶15∶84）为流动相，用蒸发光散射检测器检测。理论板数按白果内酯峰计算，应不低于 2 500。

（2）对照提取物溶液的制备。取银杏叶总内酯对照提取物适量，精密称定，加甲醇制成每 1 mL 含 2.5 mg 的溶液，即得。

（3）供试品溶液的制备。取本品约 0.15 g，精密称定，加水 10 mL，置水浴中温热使其溶散，加 2％盐酸溶液 2 滴，用乙酸乙酯振摇提取 4 次（15 mL、10 mL、10 mL、10 mL），合并提取液，用 5％醋酸钠溶液 20 mL 洗涤，分取醋酸钠液，再用乙酸乙酯液 10 mL 洗涤，合并乙酸乙酯提取液及洗涤液，用水洗涤 2 次，每次 20 mL，分取水液，用乙酸乙酯 10 mL 洗涤，合并乙酸乙酯液，回收溶剂至干，残渣用甲醇溶解并转移至 5 mL 量瓶中，加甲醇至刻度，摇匀，滤过，取续滤液，即得。

（4）测定法。分别精密吸取对照提取物溶液 5 μL、10 μL，供试品溶液 5～10 μL，注入液相色谱仪，测定，用外标两点法对数方程分别计算白果内酯、银杏内酯 A、银杏内酯 B 和银杏内酯 C 的含量，即得。

本品按干燥品计算，含萜类内酯以白果内酯（$C_{15}H_{18}O_8$）、银杏内酯 A（$C_{20}H_{24}O_9$）、银杏内酯 B（$C_{20}H_{24}O_{10}$）和银杏内酯 C（$C_{20}H_{24}O_{11}$）的总量计，不得少于 6.0%。

【贮藏】遮光，密封。

【制剂】银杏叶制剂。

二、综合实训内容

根据中药检验工中级工培训教材内容的要求，本单味制剂的综合检测内容可以进行如下检测：性状及显微鉴别、薄层鉴别及水分检查。

三、检测实训

1. 性状及显微鉴别

银杏叶提取物为干燥银杏叶粉碎后经稀乙醇回流提取、浓缩、纯化得到的稠膏，再行粉碎形成干燥粉状物，形态特征为不规则粉末状，色棕黄或棕褐，味微苦。

其制备过程已将原药材提取处理，故显微鉴别植物学特征不明显，以单味成方制剂的非细胞结构为主，鉴别时以性状观察为主。

2. 薄层鉴别

以银杏叶为标准对照药材进行薄层鉴别。

【操作准备】

（1）仪器设备。含 4% 醋酸钠的羧甲基纤维素钠溶液的硅胶 G 薄层板、毛细管点样器、展开槽、水浴锅、精密天平、紫外光灯（365 nm）、2 mL 移液管、烧杯、量筒、试管等。

（2）药品试剂。银杏叶提取物、银杏叶（见图 7-1）、银杏叶药材对照品、正丁醇、乙醇、乙酸乙酯、丁酮、甲酸、三氯化铝乙醇溶液、水等。

（3）标准对照。见《中国药典》中相关项下

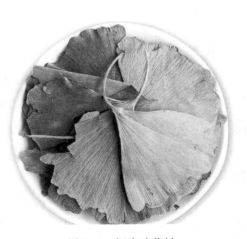

图 7-1　银杏叶药材

的薄层鉴别项。

【操作步骤】

步骤一　薄层板制备

使用含 4% 醋酸钠的羧甲基纤维素钠溶液为黏合剂的硅胶 G 薄层板，临用前 110 ℃ 活化 30 min。

步骤二　点样及样品制备

取本品 0.2 g，加正丁醇 15 mL，置水浴中温浸 15 min 并时时振摇，放冷，滤过，滤液蒸干，残渣加乙醇 2 mL 使其溶解，作为供试品溶液。

另取银杏叶对照提取物 0.2 g，同法制成对照提取物溶液。

将供试品溶液和对照提取物溶液分别点样，点样量 1 μL，条带状点样，条带间距为 6 mm，条带宽度为 4 mm，原点距底边 10 mm。

步骤三　展开

使用 20 cm×10 cm 双槽展开缸，展开剂为乙酸乙酯-丁酮-甲酸-水（5：3：1：1），20 mL，展开缸一侧槽中加入展开剂，预平衡 15 min，上行展开，展距为 8 cm。

步骤四　检识

展开结束后，取出晾干，喷以 3% 三氯化铝乙醇溶液，在紫外光（365 nm）下检识。

【检验结果】

在银杏叶提取物展开斑点中，应具有与银杏叶对照药材主要斑点雷同的显示，如图 7-2 所示。

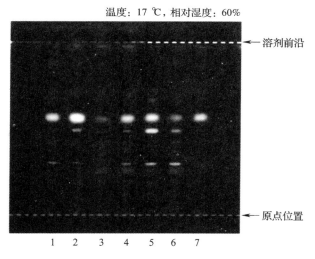

图 7-2　银杏叶对照药材薄层示意图

1～6—全国各地产银杏叶　7—银杏叶对照药材

【注意事项】

（1）薄层板应临用前活化。

（2）展开剂使用新鲜溶剂配制，防止放置过久吸水过多，影响分离效果。

（3）点样应按照要求，定量点成规定的原点，避免原点斑点过大。

（4）展开槽事先饱和，注意展开距离不要超过 8 cm。

（5）分别使用紫外灯检识，检识前喷以显色剂。

3．水分检查

按照《中国药典》通则 0832 水分测定法中第二法（烘干法）测定，不得超过 5.0%。

（1）设备仪器。小型粉碎机、扁形称量瓶、分析天平（感量 0.000 1 g）、电热恒温干燥箱、干燥器等。

（2）药品试剂。银杏叶提取物。

（3）标准规定。参照上述标准。

【操作步骤】

步骤一　称量

取待试品适当粉碎，精密称取粉末（2～5 g），称重读数记为 m（g），平铺于干燥至恒重的扁形称量瓶中，厚度不超过 5 mm。

步骤二　干燥

开启瓶盖在 100～105 ℃干燥 5 h，将瓶盖盖好，移置干燥器中，放冷 30 min，精密称定。

步骤三　再干燥

在上述温度干燥 1 h，放冷，称重，至连续两次称重的差异不超过 5 mg 为止，此时的称重读数记为 M（g）。

步骤四　计算

根据下式，计算供试品含水量（%）。

$$含水量=\frac{m-M}{m}\times100\%$$

【检验结果】

银杏叶含水量不得超过 5.0%。

【注意事项】

（1）扁形称量瓶干燥至恒重。

（2）干燥温度 100～105 ℃。

【评分标准】

银杏叶提取物综合质量检测的评分标准

		考核要点		分值
实验准备 （15 分）	着装	整齐、整洁		5
	仪器的准备 与清洗	天平选用是否正确		5
		仪器是否清洗干净、干燥，是否符合要求		5
检验过程操作 （60 分）	性状及显微鉴别	正确进行银杏叶提取物的性状检验		15
	薄层鉴别	正确进行银杏叶提取物的薄层鉴别		30
	含量测定	正确进行银杏叶提取物的水分测定		10
	实验结束	仪器清洁、归位，并填写仪器使用记录；桌面是否清理整洁		5
记录及报告 （10 分）	检验记录	原始记录及报告格式规范		3
		实验数据记录整洁、真实、完整		2
	检验报告	正确处理检测数据		5
职业素质 （15 分）	文明操作	实验过程中保持台面整洁，无废液、纸屑等		5
		实验后台面恢复原状，试剂、仪器放回原处		5
	工作条理性	操作过程系统、流畅、有条理，能合理有序地安排时间		5
总　　分				100

综合测试题（一）

一、单项选择题（下列每题的选项中，只有 1 个是正确的，请将其代号填在括号中；每题 2 分，共 50 分）

1. （　　）是紫外-可见分光光度计常用的光源。
    A. 硅碳棒　　　　　B. 激光器　　　　　C. 空心阴极灯　　　　　D. 卤钨灯

2. 对于易吸水、易氧化或易与 CO_2 反应的物质应采用（　　）称量。
    A. 减量法　　　　　　　　　　　B. 增量法
    C. 直接称量法　　　　　　　　　D. 固定质量称量法

3. 以下显微镜的使用程序正确的是（　　）。
    A. 取镜→对光→安放→压片→观察　　　　B. 取镜→安放→压片→对光→观察
    C. 对光→安放→取镜→压片→观察　　　　D. 取镜→安放→对光→压片→观察

4. 浸膏剂每 1 g 相当于饮片或天然药物（　　）g。
    A. 1　　　　　　　B. 2～5　　　　　　C. 3～9　　　　　　D. 5

5. 乳膏剂常用的水包油型乳化剂为（　　）。
    A. 钙皂　　　　　　B. 羊毛脂　　　　　C. 钠皂　　　　　　D. 单甘油酯

6. 缓释胶囊系指在规定的释放介质中缓慢地（　　）释放药物的胶囊剂。
    A. 缓慢　　　　　　B. 快速　　　　　　C. 非恒速　　　　　D. 恒速

7. 含有毒剧药品的中药酊剂，每 100 mL 应相当于原饮片（　　）g。
    A. 2～5　　　　　　B. 10　　　　　　　C. 20　　　　　　　D. 1

8. 饮片、食用植物油与红丹（铅丹）炼制成膏料，摊涂于裱背材料上制成的供皮肤贴敷的外用制剂称为（　　）。
    A. 黑膏药　　　　　B. 白膏药　　　　　C. 橡皮膏　　　　　D. 软膏

9. 酒剂的微生物检测中，要求霉菌和酵母菌总数每 1 mL 不得过（　　）cfu。
    A. 100　　　　　　B. 80　　　　　　　C. 200　　　　　　D. 50

10. 重量为 0.03 g 及 0.03 g 以下的滴丸剂重量差异限度为（　　）。
    A. ±10%　　　　　B. ±6%　　　　　　C. ±15%　　　　　D. ±20%

11. 中药注射剂浓配前的精制工序应当至少在（　　）级洁净区内完成。
    A. A　　　　　　　B. B　　　　　　　C. C　　　　　　　D. D

12. 贵重药材的每一包件的取样量是（　　）g。
    A. 25～50　　　　　B. 100～500　　　　C. 5～10　　　　　D. 50～100

13. 在中药制剂稳定性试验中，可通过（　　），为制定中药的有效期提供依据。

    A. 加速试验　　　　　　B. 长期试验　　　　　C. 方法学研究　　　　D. 破坏试验

14. 薄层色谱的固定相是指（　　）。

    A. 玻璃板　　　　　　　B. 塑料

    C. 硅胶　　　　　　　　D. 硅胶及其他可用于展开剂分离样品的物质

15. 保心片的紫外-可见吸收光谱在 283 nm 处有最大吸收，该波长属于（　　）。

    A. 红外光区　　　　　　B. 可见光区　　　　　C. X 光区　　　　　　D. 紫外光区

16. 氯化物检查时应在（　　）条件下进行操作。

    A. 盐酸　　　　　　　　B. 醋酸盐　　　　　　C. 硝酸　　　　　　　D. 硫酸

17. 测定溶液的 pH 值时，仪器定位后，要用第二种标准缓冲液核对仪器示值，误差应不大于（　　）。

    A. ±0.05pH　　　　　　B. ±0.04pH　　　　　C. ±0.03pH　　　　　D. ±0.02pH

18. 《中国药典》收录的"熔点测定法"共（　　）种。

    A. 1　　　　　　　　　　B. 2　　　　　　　　　C. 3　　　　　　　　　D. 4

19. 微生物限度检查所用的菌株传代次数不得超过（　　）代。

    A. 1　　　　　　　　　　B. 3　　　　　　　　　C. 5　　　　　　　　　D. 7

20. 金黄色葡萄球菌限度检查中，供试品的培养温度为（　　）℃。

    A. 30～35　　　　　　　B. 25～28　　　　　　C. 25～35　　　　　　D. 30～40

21. 以下不属于紫外-可见分光光度法含量测定的方法的是（　　）。

    A. 面积归一化法　　　　B. 对照品比较法　　　C. 吸收系数法　　　　D. 比色法

22. 药品微生物实验室所检测微生物的生物危害等级大部分为生物安全（　　）级。

    A. 一　　　　　　　　　　B. 二　　　　　　　　　C. 三　　　　　　　　　D. 四

23. 热灭菌法分干热和湿热灭菌两类，并在同一温度下湿热灭菌效力较干热灭菌效力要强这是因为（　　）。

    A. 可迅速提高温度

    B. 湿热有一定潜热、穿透力大，促进菌体蛋白凝固

    C. 迅速破坏细菌的酶系统

    D. 使细菌迅速失活

24. 使用紫外-可见分光光度法进行含量测定时，一般供试品溶液的吸光度读数以（　　）为宜。

    A. 0.3～0.7　　　　　　B. 0.1～0.9　　　　　C. <0.5　　　　　　　D. <0.8

25. 生物碱类药物碱性最强的是（　　）。

    A. 季铵碱   B. 脂肪胺   C. 芳香脂胺   D. 环酰胺

二、多项选择题（下列每题的选项中，有 2 个或 2 个以上正确答案，少选或多选均不得分，请将其代号填在括号中；每题 2 分，共 20 分）

1. 紫外-可见分光光度计的单色器常用色散元件有（   ）。
    A. 光栅   B. 比色皿   C. 棱镜   D. 凸透镜

2. 常用的滴丸基质有（   ）。
    A. 聚乙二醇   B. 泊洛沙姆   C. 明胶   D. 硬脂酸

3. 滴丸常用的冷凝介质有（   ）。
    A. 液状石蜡   B. 植物油   C. 甲基硅油   D. 水

4. 常用的缓冲溶液有（   ）。
    A. 磷酸盐缓冲溶液   B. Tris 缓冲溶液
    C. 氨基酸缓冲溶液   D. 有机酸缓冲溶液

5. 中药显微鉴别中常用的封藏液有（   ）。
    A. 甘油醋酸试液   B. 水合氯醛试液   C. 甘油乙醇试液   D. 碘试液

6. （   ）属于薄层色谱法常用的展开剂。
    A. 甲醇   B. 乙醇   C. 氯仿   D. 丙酮

7. 常用来提供紫外光区光源的是（   ）。
    A. 钨灯   B. 卤钨灯   C. 氘灯   D. 氢灯

8. 中药静脉注射液应进行（   ）检查。
    A. 蛋白质   B. 鞣质   C. 树脂   D. 草酸钙

9. 常用的灭菌方法有（   ）。
    A. 干热灭菌法   B. 湿热灭菌法   C. 辐射灭菌法   D. 气体灭菌法

10. 需氧菌、霉菌及酵母菌计数的常用方法有（   ）。
    A. 过筛法   B. 平皿法   C. 薄膜过滤法   D. MPN 法

三、判断题（下列判断正确的请打"√"，错误的打"×"；每题 2 分，共 30 分）

1. 药物的标准品必须是单一成分，且纯度较高的物质。   （   ）

2. 打开天平后，一般应先预热再称量。   （   ）

3. pH 计是一种高阻抗的电子管或晶体管式的直流毫伏计，既可用于测量溶液的酸度，又可以作为毫伏计测量电池电动势。   （   ）

4. 紫外-可见分光光度计的吸收池也称比色皿，其中由光学玻璃制成的吸收池，既可用于可见光区，也可用于紫外光区。   （   ）

5. 乳膏剂应避光密封，置 25 ℃以下贮存，不得冷冻。   （   ）

6. 中药制剂的加速试验与长期试验均要求用 3 批供试品进行。 （　　）

7. 氯化物检查和铁盐检查都应在盐酸环境下进行。 （　　）

8. 在中药硬胶囊剂的水分检查中，除另有规定外，不得过 5.0%。 （　　）

9. 除另有规定外，流浸膏剂用渗漉法制备，也可用浸膏剂稀释制成。 （　　）

10. 磷酸盐有二级电离，有两个 pK_a 值，所以用它们配制的缓冲液，pH 范围最宽。

（　　）

11. 中药原料药的原辅料及中药材可在仓库待验区直接取样。 （　　）

12. 相对密度系指在相同的温度、压力条件下，某物质的密度与水的密度之比。（　　）

13. 干热灭菌法是利用热辐射及干热空气进行灭菌，注射液的玻璃安瓿可使用该方法进行灭菌。 （　　）

14. 金黄色葡萄球菌是控制菌检查常用的阳性对照菌。 （　　）

15. 滴定完毕后，滴定管内剩余溶液可以倒回原瓶，再将滴定管洗净。 （　　）

综合测试题（一）答案

一、单项选择题

1. D   2. A   3. D   4. B   5. C   6. C   7. B   8. A   9. A   10. C

11. D   12. C   13. B   14. D   15. D   16. C   17. D   18. C   19. C   20. A

21. A   22. B   23. B   24. A   25. A

二、多项选择题

1. AC   2. ABCD   3. ABCD   4. ABCD   5. ABC   6. ABCD

7. CD   8. ABCD   9. ABCD   10. BCD

三、判断题

1. ×   2. √   3. √   4. ×   5. √   6. √   7. ×   8. ×   9. √   10. √

11. √   12. √   13. √   14. √   15. ×

综合测试题（二）

一、单项选择题（下列每题的选项中，只有1个是正确的，请将其代号填在括号中；每题2分，共50分）

1. （　　）不是紫外-可见分光光度计使用的检测器。

    A. 热电偶　　　　　B. 光电倍增管　　　　C. 光电池　　　　　D. 光电管

2. 软膏剂常用的水溶性基质为（　　）。

    A. 凡士林　　　　　B. 聚乙二醇　　　　　C. 硬脂酸　　　　　D. 液体石蜡

3. 除另有规定外，流浸膏剂系指每1 mL相当于饮片（　　）g。

    A. 1　　　　　　　B. 2～5　　　　　　C. 3～9　　　　　　D. 5

4. 滴丸剂不加挡板检查溶散时限，应在（　　）内全部溶散。

    A. 1 h　　　　　　B. 30 min　　　　　C. 2 h　　　　　　D. 15 min

5. 除另有规定外，酊剂每100 mL相当于原饮片（　　）g。

    A. 2～5　　　　　B. 10　　　　　　　C. 20　　　　　　　D. 1

6. 除另有规定外，胶囊剂应密封贮存，其存放环境温度不高于（　　）℃。

    A. 22　　　　　　B. 18　　　　　　　C. 30　　　　　　　D. 8

7. 露剂系指含挥发性成分的饮片用（　　）制成的芳香水剂。

    A. 水蒸气蒸馏法　　B. 稀释　　　　　　C. 回流法　　　　　D. 渗漉法

8. 装量为0.50 g及0.50 g以下的丸剂装量差异限度为（　　）。

    A. ±10%　　　　　B. ±11%　　　　　C. ±12%　　　　　D. ±15%

9. 混悬型凝胶剂照粒度和粒度分布测定法测定，均不得检出大于（　　）μm的粒子。

    A. 120　　　　　　B. 180　　　　　　C. 140　　　　　　D. 150

10. 《药品生产质量管理规范》要求洁净区与非洁净区之间、不同级别洁净区之间的压差应当不低于（　　）Pa。

    A. 20　　　　　　B. 10　　　　　　　C. 5　　　　　　　D. 25

11. 在国际单位制的基本单位中质量的计量单位是（　　）。

    A. 克　　　　　　B. 毫克　　　　　　C. 千克　　　　　　D. 吨

12. 中药制剂的显微鉴别中，硝铬酸试液为常用的（　　）。

    A. 植物组织解离液　B. 封藏剂　　　　　C. 透化剂　　　　　D. 染色剂

13. 薄层色谱法用于中药制剂鉴别中，要求分离度大于（　　）。

    A. 1.5　　　　　　B. 1.0　　　　　　C. 2.0　　　　　　D. 1.2

14. 在氯化物检查中，标准氯化钠的浓度为每 1 mL 含（ ） μg 的氯。

    A. 20   B. 10   C. 100   D. 15

15. 除另有规定外，相对密度的测定温度一般是（ ）℃。

    A. 4   B. 20   C. 25   D. 10

16. 药物中氯化物杂质检查的一般意义在于（ ）。

    A. 氯化物是有疗效的物质

    B. 氯化物是对药物疗效有不利影响的物质

    C. 氯化物是对人体健康有害的物质

    D. 氯化物检查可以考核生产工艺和企业管理是否正常

17. 《中国药典》规定，测定溶液的 pH 值时所选用的两种标准缓冲液的 pH 值相差大约（ ）个单位。

    A. 5   B. 4   C. 3   D. 2

18. 除另有规定外，脂肪性基质的栓剂应在（ ）min 内全部融化、软化或触压时无硬心。

    A. 10   B. 20   C. 30   D. 60

19. 大肠埃希菌限度检查中，供试品的培养温度为（ ）℃。

    A. 30～35   B. 25～28   C. 25～35   D. 30～40

20. 非水酸碱滴定法常用的指示剂为（ ）。

    A. 酚酞   B. 甲基橙   C. 结晶紫   D. 甲基红

21. 矿物药包括天然矿物、生物化石、人类加工品及纯粹化学制品，其组成为无机化合物。其中，朱砂属于（ ）。

    A. 汞类药   B. 砷类药   C. 铅类药   D. 铜类药

22. 中药中（ ）常用容量分析法测定含量。

    A. 黄酮   B. 糖类   C. 生物碱   D. 萜类

23. 对于某些不溶于水的生物碱或碱性比较弱的生物碱，采用（ ）测定其含量。

    A. 沉淀滴定法   B. 配位滴定法

    C. 氧化还原滴定法   D. 非水酸碱滴定法

24. 朗伯比尔定律描述在一定条件下，当入射光波长一定时，待测溶液的吸光度与其浓度和液层厚度成正比。其中，液层厚度（l）的单位是（ ）。

    A. m   B. μm   C. cm   D. dm

25. 以下不属于紫外-可见分光光度法含量测定的方法的是（ ）。

    A. 面积归一化法   B. 对照品比较法   C. 吸收系数法   D. 比色法

二、多项选择题（下列每题的选项中，有 2 个或 2 个以上正确答案，少选或多选均不得分，请将其代号填在括号中；每题 2 分，共 20 分)

1. 普通光学显微镜的构造主要有（　　）。

    A. 机械部分   B. 光学部分   C. 目镜部分   D. 照明部分

2. 台式天平常用的称量方法有（　　）。

    A. 直接称量法   B. 干燥称量法   C. 增量法   D. 减量法

3. pH 计（酸度计）结构组成的主要包括（　　）。

    A. 参比电极   B. 玻璃电极   C. 电流计   D. 检测器

4. 酒剂的制剂检查包括（　　）。

    A. 总固体   B. 乙醇量   C. 甲醇量   D. 装量

5. 磷酸盐缓冲液是目前最常用的缓冲溶液，其优点有（　　）。

    A. 容易配制成各种浓度的缓冲溶液   B. pH 值受温度的影响小

    C. 缓冲液稀释后 pH 值变化小   D. 配制方便，只使用一种试剂

6. 中药制剂稳定性试验主要有（　　）。

    A. 加速试验   B. 方法学试验   C. 长期试验   D. 影响因素试验

7. 常用来提供可见光区光源的是（　　）。

    A. 钨灯   B. 卤钨灯   C. 氘灯   D. 氢灯

8. 铁盐检查中所用的试剂有（　　）。

    A. 硫酸铁铵   B. 盐酸   C. 硫酸   D. 硝酸

9. 湿热灭菌法包括（　　）。

    A. 流通蒸汽法   B. 间歇灭菌法

    C. 高压蒸汽灭菌法   D. 气体灭菌法

10. 微生物限度检查法系检查非规定灭菌制剂及其原料、辅料受微生物污染程度的方法，检查项目包括（　　）。

    A. 需氧菌总数   B. 霉菌数

    C. 酵母菌数   D. 控制菌检查

三、判断题（下列判断正确的请打"√"，错误的打"×"；每题 2 分，共 30 分）

1. 台式天平是精密仪器，故称量室内不必备有温度计和湿度计。（　　）

2. 露剂一般应检查 pH 值。（　　）

3. 肠溶胶囊不溶于胃液，但能在肠液中崩解而释放活性成分。（　　）

4. 除另有规定外，用于烧伤［除程度较轻的烧伤（Ⅰ°或浅Ⅱ°外）］或严重创伤的凝胶剂应进行无菌检查。（　　）

5. 滴丸冷凝介质必须安全无害，且与原料药物不发生作用。　　　　　（　　）

6. Tris 缓冲溶液对生物化学过程干扰很小，不与钙、镁离子及重金属离子发生反应而产生沉淀，在生物化学研究中使用的越来越多。　　　　　（　　）

7. 中药制剂的加速试验是在超常的条件下进行的，其目的是通过加速中药的化学或物理变化，探讨中药的稳定性。　　　　　（　　）

8. 人参的粉末显微特征是含树脂道。　　　　　（　　）

9. 氯化物检查中加硝酸可避免弱酸银盐如碳酸银、磷酸银及氧化银沉淀的干扰，且可加速氯化银沉淀的生成并产生较好的乳浊。　　　　　（　　）

10. 物质的相对密度是一个常数，不会随着物质的纯度发生变化。　　　（　　）

11. 凡加入药材细粉的煎膏剂，不再检查相对密度。　　　　　（　　）

12. 高压蒸汽灭菌法灭菌能力强，为热力灭菌中最有效、应用最广泛的灭菌方法，该方法适用于所有的药物制剂的灭菌。　　　　　（　　）

13. 细菌、霉菌与酵母菌计数最常使用的方法是平皿菌落计数法。　　　（　　）

14. 在用酸碱滴定法测样品含量时，可使用量筒精密量取供试品。　　　（　　）

15. 在水溶性浸出物测定法测定含量中，测定用的供试品需粉碎，使能通过二号筛，并混合均匀。　　　　　（　　）

综合测试题（二）答案

一、单项选择题

1. A 2. B 3. A 4. B 5. C 6. C 7. A 8. C 9. B 10. B

11. C 12. A 13. B 14. B 15. B 16. D 17. C 18. C 19. A 20. C

21. A 22. C 23. D 24. C 25. A

二、多项选择题

1. ABD 2. ACD 3. ABC 4. ABCD 5. ABC 6. ACD 7. AB

8. ABC 9. ABC 10. ABCD

三、判断题

1. × 2. √ 3. √ 4. √ 5. √ 6. √ 7. √ 8. √ 9. √ 10. ×

11. √ 12. × 13. √ 14. × 15. √